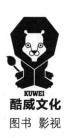

KUWEI
酷威文化

图书 影视

10次
思维旅行

[英]

凯瑟琳·德·兰格

——

著

李彦

——

译

台海出版社

CONTENTS
目 录

FOREWORD

序 言

我吃着鸡蛋和水芹三明治，旁边陪同着的是两位杂技演员，一位神经学家和一只乌鸦。杂技演员和神经学家我是头一次见，但这只乌鸦是老面孔了。它叫布兰恩，它会一边瞪着布莱恩·考克斯（Brian Cox）教授，一边炫耀着闪闪发光的黑色羽毛，就像是在嘲笑布莱恩的头发平平无奇。当时我正在英国皇家学会的后台，准备参加一场圣诞讲座。我在现场作为实验对象，为科学而"献身"，被科学手段"堵上"嘴巴。

在索菲·斯科特（Sophie Scott）教授 2017 年的圣诞讲座中，我是完美的演示实验对象。要让我闭嘴可能很难。我絮絮叨叨，紧张地喋喋不休，尤其是在观众面前，表现欲爆棚。

几个月前，索菲给我打过电话，问我是否愿意给左脑做一次磁脉冲，暂时阻断负责发声的运动区。在她看来，如果能堵上我的嘴巴，那就证明可以让任何人闭嘴。我看都没看健康和安全须知，就立马报了名。我当然相信神经学家，但是回顾 20 世纪那些更荒谬、更草率的实验，这种想法可能并不明智。

几周后，我先在实验室里做了一些磁脉冲演练，然后坐在皇家学会演讲厅里，面对 400 名年轻观众，朗诵了刘易斯·卡罗尔（Lewis Carroll）的《炸脖龙》（Jabberwocky）。读到 "gyre and gimble" 到 "mome raths outgrabe" 两句中间的某个地方时，感觉像被低压火花突然击中了头皮，话未出口就一下卡在了喉咙里，如同大脑重启之前出现了短暂故障。每次演练时，我发现自己都以不同的方式卡壳——有时我能感觉嘴里要说的话正在撤回，有时则像是突然在迷雾中消失，且都发生在一瞬间。每次磁脉冲位置的轻微变化，都会让我的失语体验有所不同。

事后，有人说我应该在实验中表现出一些担忧或害怕，但我对大脑的好奇，对那些可能扰乱大脑的小伎俩的期待，完全打消了我的疑虑。这次实验是一次引人入胜的观察，让我们了解到大脑到底有多脆弱；同时也是一扇小小的窗户，能让我感同身受地体会到身边中风患者的经历。

作为英国广播公司（BBC）四台《无限猴笼》①（*The*

———————

① 英国广播公司（BBC）的一档科普节目，用幽默的语言讨论各种科学主题。

Infinite Monkey Cage）系列节目的主持人之一，我有幸参与了各种心理和神经科学实验。如果有人在深夜的火车上走过来问我，是否有兴趣参加一项科学实验，我肯定会欣然应允。

这就是为什么我会现身皇家神经损伤医院（Royal Hospital for Neuro-disability），做了脑电图（EEG），多多少少地知道了自己的大脑对"灯塔家族"（the Lighthouse Family）的音乐会有何反应。

这就是为什么我同意接受功能性磁共振成像（fMRI），接受在玩单人游戏"等一下"时进行大脑扫描，这样研究人员就可以看到实验对象在随口唠叨时，大脑中是否发生了什么有趣的事情。观察"你"所在的大脑真是一桩神奇事儿。

人们总说，人脑是已知宇宙中最复杂的东西。人是有自我意识的生物，能够通过沉思进行反省，能够体验伴随着意识而产生的焦虑与快乐。人之所以为人，其原因仍不得而知，有待探索，这也是情理之中的事。20 世纪充斥着雄心勃勃的实验，旨在解决个体认知之谜，但这些实验往往会使患者病情恶化，或者死亡。随着我们越来越了解大脑内部硬件，我们对"人之所以为人"的原因理解得更加清晰透彻。神经学家之间有很多激烈的争论，在这些激辩中，一些想法化为火焰，照亮了我们，另一些则化为了灰烬。

作为一个物种，要想生存下去，我们必须想办法更好地了解自己，理解我们的决策过程，理解我们的内心意志，理解我们的大脑和思想的运作原理。

我对宇宙着迷：为什么原子会如此行事？黑洞的视界线发生了什么？是否有多重宇宙？但最让我痴迷的是我们这个物种永不满足的好奇心，我好奇为什么我们的大脑具有如此潜力，远远超出为活着而活着的基本需求。

这就是为什么我很高兴地看到你们成为这本书的读者。通过一些讲座，这本书阐明了我们如何一步步加深对自身的理解，审慎地探究了我们的大脑和思想。

现在我要静音了，免得再来点磁脉冲堵上我的嘴。

罗宾·因斯（Robin Ince）

INTRODUCTION

简 介

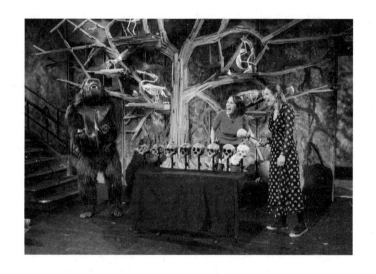

　　如果某位圣诞节购物者在 12 月的某一天走到伦敦梅菲尔街区繁华街道的背后，很可能会撞见一种与众不同的节日筹备。位于阿尔伯马尔街 21 号的英国皇家学会大楼的雄伟柱子被巨大的绿色广播卡车挡住了一部分，摄影师

们紧锣密鼓地筹备着，拖着工具包和电线，运送着各种道具和机器设备。一队年轻人可能正在等待入场，赶巧还能瞥见一两只珍禽异兽。

类似的皇家学会圣诞讲座的最后准备工作已经在这里进行了将近 200 年（除了曾在第二次世界大战期间短暂中止）。圣诞讲座来自迈克尔·法拉第（Michael Faraday）在 1825 年提出的构想，那时候科学教育在学校中普遍缺位。直到今天，每年的圣诞讲座都会邀请一位杰出的科学家，带着激励和鼓舞聪慧小观众的使命（许多演讲者孩提时代也曾是观众席上的一员，后来投身于科学领域）走上舞台。传统上，每一系列讲座都有各种演示，引发不同程度的轰动，邀请各种神秘嘉宾，而且自 1966 年以来，定期在电视上播出，现在也可以在网上观看。当伦敦的圣诞讲座结束时，他们还会去往世界各地巡演，惠及成千上万的人。

尽管圣诞讲座历史悠久，人类思维的主题却是近期才开始出现的。脑科学是相对年轻的学科，尤其是与物理学和化学相比，这两个学科是圣诞讲座早年最常见的主题。第一位直接谈及大脑问题的演讲人是 1994 年的苏珊·格林菲尔德（Baroness Susan Greenfield）男爵夫人，她也是第一位女性演讲者（见第 7 章）。但是思维是一个模糊的概念，不仅仅包括大脑本身的机制，还包括我们对周围世界的感知、我们的思想和感觉、智力、个性，以及我们的自我意识等。

早在本书所包含内容开始之初的 1926 年，这些五花八门的主题就以各种形式出现在圣诞讲座中。因此，我们在本书中似乎都是从远离大脑的地方启程，直到最后，才抵达大脑这一终点。还有些旅程从大脑内部开始，但更偏离大脑，例如探究我们的思维能否与机器融合。有些人深入研究人类的进化史，或者转向人类作为社会群体的互动，发现人类思维的独特之处。

本书每一章节都是基于持续数天的系列讲座所撰写的。其中许多讲座并无太多的历史记录，所以素材都是从书籍、笔记和图片中摘取出来的。每章并非一份全面的报告，而是重新审视当时一些最有趣的科学话题和相关叙述，这些话题和叙述最终塑造了我们对大脑的理解。

这本书回答了一些宏观的问题。例如，作为一个人意味着什么？大脑如何给予我们存在感？我们能相信自己的经历吗？通过这本书，我们还能了解到大脑如何运作，大脑出问题时会怎样，以及如何利用这些知识来帮助那些神经有问题的人。

在当时最优秀、最睿智的科学家的指导下，年轻观众往往会成为展示对象，因此这次旅行应该让他们——以及我们——对我们脑袋里这个极其复杂且适应性极强的器官产生新的好奇心，因为正是大脑这一器官成就了我们自身。

第一章

生物电：大脑的语言

阿奇博尔德·维维安·希尔

Archibald Vivian Hill

1926

电子信号是大脑的语言。人们往往关注大脑如何开展记忆、情感、学习等复杂工作，但却很容易忽略大脑进行的最重要的工作之一，即通过这些电子信号和强大的神经网络与全身交流。通过一些大胆的实验，希尔证明了这种脑体合作才是一切研究的核心。

希尔首次演讲后的第二天，报纸上便铺天盖地地出现了各种标题，质疑其科学性。有的题目写作《死蛙复生》或《死蛙奇观》，还有的报道甚至把他比作魔术师。

事实上，这一奇迹的源头不是魔术，而是一个相当血腥的实验，即从一只刚死的青蛙身上取下一条神经肌肉。希尔透露，实验的奥秘在于只要将神经保持在合适的环境中，它"可以在主人去世之后的一段时间内"继续保持活性，而实验取用的是一条从背部下方延伸到脚的坐骨神经。

希尔首先向孩子们展示了被夹子撑住的那条神经及其连接的肌肉，然后用电流刺激神经，这样似乎能让青蛙——至少是青蛙身体的一部分——苏醒过来。这一操作一下就把孩子们吸引住了。《伯明翰每日公报》（*Birmingham Daily Gazette*）的一名记者写道，"它的神经和肌肉立即活蹦乱跳起来"。希尔说，因为动物死后神经和肌肉还能继续工作，所以这类实验对我们了解人体的运作原理至关重要。

这次实验揭示了神经系统的一个基本特性，即利用电子信号进行交流。希尔说，神经是连接大脑和身体其他部位的要道，以每秒 400 英尺的速度将电子信息传送到不同的肌肉和器官，甚至快过飞机的速度。"我们所能感受到的一切，包括痛觉、触觉、味觉、嗅觉、视觉、听觉、温度等，都源于这些神经电波，而这些电波是由同时散布在体外和体内的微型'麦克风'触发的。我们对这些信息的回复，即我们发送给肌肉的指令，也是波流。这些波流来自我们的神经系统，而神经系统则存在于我们的头骨和脊柱内，受到周全的保护"，希尔向我们解释道。（虽然希尔并未明确提及，但大脑和脊髓统称为中枢神经系统，其中脊髓将身体各处的信息传递到大脑。）

希尔说，你可以将这种信息交流系统想象成电话网络，每条神经由数百根细长的纤维组成，每根纤维的粗细只有人类头发的十分之一。这些纤维有点像电话线，可以在体内迅速传送信息。"连接它们的'中枢'是大脑和脊髓。"（举个例子，一旦我们的皮肤被炽热火焰灼烧到，就会立刻向大脑发送信号，这一"中枢"再把另一信号迅速传送回手部肌肉，指示它离开热源。）

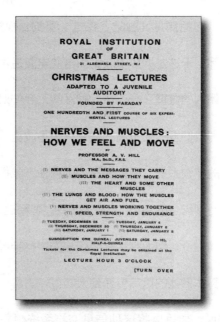

讲座通知（封面）

神经并非人体内交流的唯一方式。我们也依赖于血液中传输的化学信号，但这些信号要慢得多，"如同用明信片取代电话"。这些较慢的信号可能是我们发达的神经系统的前身，被更原始的动物使用。"神经系统逐渐进化，直到在人类身上实现了最高效率"，希尔解释道，人类神经系统如此高效还得益于我们是温血动物。温度越高，生命进程越快，这也回答了另一个谜题——为什么乌龟在阳光下比在阴凉处跑得快。

希尔又将目光从死青蛙转移到了活生生的孩子身上。接下来，他在儿子大卫的帮助下又进行了两次实验，结果令人叹为观止。首先，他证明了来自大脑的电子信号如何指导我们的肌肉运动。他将电流传导到大卫的尺神经①，沿着手臂进入手指，结果出人意料。一位记者在《埃克塞特和普利茅斯公报》（*Exeter and Plymouth Gazette*）上写道："他的小手指在抽搐……是普通人移动手指所能达到的最

———————————

① 上肢的一条比较重要的神经，位于上肢的内侧。

快速度的四到五倍。"

电流的重要作用在于，它是大脑和身体其他部位之间的信息载体。为了打消人们对这一结论的质疑，希尔进行了迄今为止最具颠覆性的展示，由此为他的首次演讲画上了句号。在展示中，大卫的妹妹波莉也来到了台上，和大卫站在一起。他们的父亲希尔在他们身上接通了 50 万伏电流，一串串紫色电火花从他们的四肢飞溅出来，让观众们目瞪口呆。"可以清楚地看到他们满脸都是对电击的担忧。年轻观众坐在那里，表情严肃"，几家报纸随后进行了报道，"但是 11 岁的大卫·希尔微笑着走到桌前，他的举止似乎在告诉观众，这根本没什么。"

希尔向观众保证，实验十分安全，因为他使用的是高频电流，这种电流振荡得非常快，体内任何有害电流都会立即被逆转。

希尔在热烈的欢呼声中结束了讲演，他警告观众：

"要确保电流是高频电流，一千伏特的低频电流足以杀死我们中的任何人。"在意识到这一实验绝对安全后，孩子们簇拥在希尔身旁，渴望能亲身尝试这个实验。媒体对这一实验也印象深刻，第二天，一位《苏格兰人报》(*The Scotsman*)的记者这样写道："所有圣诞童话剧的神奇魔法都无法与希尔教授的科学魔法相提并论。"

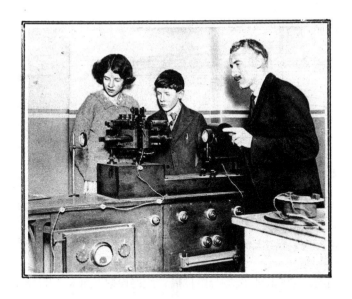

波莉和大卫正在协助讲演中的父亲做电击实验

由于肌肉是大脑中海量信息的受体，所以希尔第二场演讲的主题重新回到肌肉。他说："肌肉是由成千上万条薄薄的胶状肌纤维组成的。"每条肌纤维都与一条神经纤维相连接。"神经纤维传导电信号给肌纤维使其工作。"当肌纤维接收到来自神经纤维的电子信号时，肌肉就会收缩，或者绷紧，希尔解释道，每一次电脉冲都会导致肌肉抽搐一次——即绷紧再放松。只要脉冲信号足够连续，肌肉就会持续抽搐。

希尔又说道，肌肉抽搐一段时间后也会疲劳，从这个角度看，肌肉就像一块电池，需要充电。大卫再次上台，通过一场与死青蛙的特殊比赛证实了这一观点。正如肌肉会对大脑信号做出回应一样，肌肉也可以对人为的电击产生反应。希尔给大卫的手臂和一块青蛙的肌肉施加了微弱电流。他们的肌肉均开始抽搐，使得投射在屏幕上的聚光灯上下抖动，如此一来，观众就可以看清楚比赛状况了：

首先是青蛙的肌肉抽搐开始减弱，"但青蛙目前还不累。"希尔说。大卫对希尔说："我也不累。"与此同时，观众们为大卫大声欢呼。最终，青蛙的肌肉抽动开始衰竭，屏幕上的光亮也渐渐熄灭了。希尔解释说，大卫肯定会胜出，因为青蛙的肌肉没有血液供应，无法通过新鲜氧气为其"充电供能"。

希尔说，这是心脏的职责，它是非骨骼肌中"最迷人、最重要"的肌肉。众所周知，保持心脏跳动不需要有意识的思考，而是大脑在维持它的运转，这将在希尔的下一个讲座中展示。

希尔解释说，有两类神经精准配合，控制心率。一种是大脑的迷走神经，它发出信号以减慢心率。在我们的日常生活中，它无时无刻不在工作（尤其是在我们感到平静和放松时）。然而，在处于紧张状态或进行肢体活动时，另一种交感神经系统就会接手，发出信号让迷走神经安静下来，并加快心率。这一过程也会在我们神经紧张或情绪亢奋时出现。"有些人知道，当他们突然被要求在聚餐后总结发言时，心率会急剧上升。"希尔说。（希尔确实领先于时代，而我们现在才意识到心脏和头脑之间究竟是如何相互关联的。大脑告诉心脏要跳多快，而心跳等身体内部信号也会影响大脑。例如，研究表明，与自己心跳合拍的人在一起可以做出更明智的决定，情绪也更高昂，尽管他们本身并没有意识到这一点。而那些恐惧症患者如果能接受与心率同步的治疗，则疗效更好。心脏好像可以比大脑更早感知到周围的一切，所以一些科学家认为这种传递给大脑的内部信号可能是一种本能，由此为"随心所欲"赋予了新的含义。）

任何一个受到惊吓后心率加速的人都不会怀疑大脑和心脏之间的这种关联。但为了证明这一点，希尔演示了一种新式设备——弦线检流器，可以实时监测心脏活动。心脏跳动时发出的电信号会让一根细线同步移动，同时志愿者的心跳会被投射在观众面前——这是当时最先进的演示。

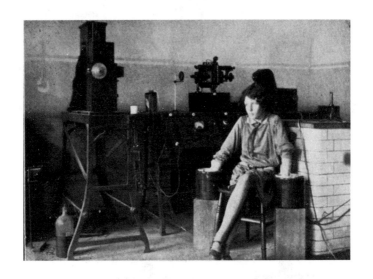

波莉正在测试弦线检流器

若能直接将人体神经和肌肉运作方式公之于众，那么未来会大有前景。希尔认为这可能会让人最私密的情感一览无余，例如面对心中挚爱时的悸动。这不禁让观众和媒体浮想联翩。

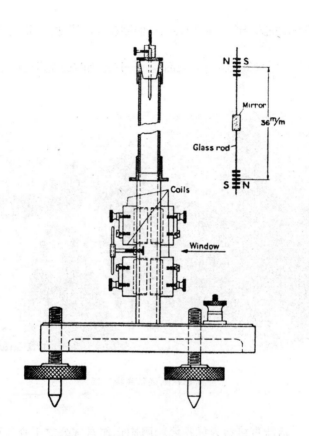

弦线检流器在电流通过时可以通过磁力让镜子转动，
从而反射出脉冲式光束

希尔说，即便是内心再不为所动的人，他们的无意识

反应也会通过这些简单仪器显露出来。"如果你把一个年

轻人接入电路，再读一串年轻女士的名字，"他说："你会发现，读到某个或某些名字时，他的身体会立刻做出反应，这些反应会被仪器记录下来，由此便可以获悉各种秘密。"这种想法似乎尤为吸引报纸记者。"你在恋爱吗？如果你在恋爱，但不想被别人知道，你应该远离希尔教授。因为在这位科学家教授面前，最温柔的情感也将不再神圣。他发明了一台机器，无论如何掩饰，你的情感状态和恋爱对象都会暴露无遗。"第二天，《利物浦回声报》（*Liverpool Echo*）的一名记者如是写道。

另一位在《德比每日电讯报》（*Derby Daily Telegraph*）上撰写女性专栏的记者则对这一实验颇为担忧。她说："这一实验为所有那些以能隐藏感情为傲的人敲响了丧钟。"她还预测，如果希尔使用的这种设备得以普及，无论我们如何努力，都无法掩饰我们的真实感情。"提问者可能察觉不到，但仪器不会被欺骗。事实就是如此。"

A.V. 希尔（1886~1977）

阿奇博尔德·维维安·希尔，名字缩写为 A.V.，出生于英国布里斯托。他在剑桥大学三一学院学习数学，后来对生理学产生了兴趣。1920 年，他在曼彻斯特维多利亚大学（现在的曼彻斯特大学）担任生理学教授，之后转到伦敦大学学院，并在那里度过了他的职业生涯。其大多数闻名遐迩的研究成果聚焦于肌肉工作状态下的生化反应。1922 年，他因研究肌肉产热而获得了诺贝尔生理学或医学奖。

正如希尔后来所展示的那样，这些本能反应除了能反映情绪状态外，还可以控制躯体活动。我们并非总能有意识地察觉到这些信号，但这些信号让我们保持警惕之心。为了说明这一点，在专门为讲座制作的一部短片中，观众看到了希尔的嫂子——著名的俄罗斯芭蕾舞演员莉迪亚·洛波科娃（Lydia Lopokova）。短片还播放了一只黑猫，它从高处摔落，并在半空中对神经信号做出反应，以便翻转身体，四肢着地［在科林·布莱克莫尔（Colin Blakemore）关于感官的讲座中，这一场景被现场再现，见第 97 页］。希尔说："这只猫只有五分之一秒的时间来完成所有的复杂动作，这样才能平安落地。"他强调，像这样快速、协调的动作以及洛波科娃炫目的舞姿是通过大脑、神经系统和肌肉之间的复杂信号交流而完成的。

当然，并非只有著名舞蹈家（或猫科动物）才能经历类似的现象。"在任何紧急情况下，比如从公共汽车台阶上滑下来时，有意识的'你'是最后才知道出事的人。当你意识到自己滑倒的时候，你所有的神经和肌肉都已经自发行动起来，尽其所能来挽救你。"希尔补充说，多亏了这些信号，即使是一只无头青蛙也能继续从背上抓取东西。

身体是如何编排这些无意识举动的？希尔说："这依赖于数以百万计的信息沿着神经来回传递，神经才得以感知世界，并向肌肉发出命令。"最简单的过程是，当信息通过感觉神经，从人体感官进入神经系统，并经由脊髓传送至大脑时，整个系统开始运作。随后，大脑通过运动神经向肌肉发送指令，告诉它们该做些什么。这些"交换过程"也向大脑发送信息，以使个体了解正在发生什么。当然，复杂的反射会涉及更多的信号和肌肉。

讲座结束时，希尔向听众分享了自己对这一研究领域的惊讶和赞叹，因为当时对于身体运作原理的探究正在飞速进步。

大多数小男孩和成年男人（女孩和妇女同样可以如此）都愿意拆分机器，弄清楚它们的工作原理。这对人体来说是行不通的，还好有其他方法可以了解人体。彻底弄清楚人体运作机制尚不可得，但即使是我们已知的一些皮毛，也可以为高强度的体力活动增添乐趣，还可以使我们认识到肌肉活动的复杂性以及力量与耐力的本质；这些探索和努力将有助于我们欣赏身体结构与生俱来的美丽与神奇。

A.V. 希尔的自述

1943 年，希尔在圣诞系列讲座的基础上出版了一本书——《生命机器》（*Living Machinery*）。书中，他回忆了受邀举办讲座的经历：

> 那时威廉·布拉格爵士（Sir William Bragg）邀请我做圣诞讲座，我把家人叫到一起，征求他们的意见。他们毫不犹豫，认为我应该接受邀请。我应该讲些什么呢？在这方面我只能靠

自己。我 11 岁的儿子大卫想到讲座是在圣诞节后不久为年轻人举办的——那个时候到处喜气洋洋，人们富足安康，因此他提出了唯一一条建设性建议——我应举办一场以"味觉如何产生"为主题的演讲。我很抱歉未能采纳大卫的建议，因为我担心我很难就这一主题讲上足足六个小时。而且我预计这一主题的实验示范可能会令人不适。如果我以自己的家人为实验对象来品尝东西（很可能是好吃的），这可能会让听众嫉妒、家人难做；如果我在全体观众身上演示实验，则可能会让皇家学会破产。"

档案中的记录

讲座结束一个月后，希尔在《自然》杂志上发表了他在年轻听众中演讲的反思。他说，这不是一项容易的差事，但许多喜欢把简单事情复杂化的学者可以从面向年轻群体的讲座中受益。"通过尝试激发 13 岁的孩子的兴趣，"他认为，"这些学者甚至很可能获得这一领域相关专家的注意。"他补充道，与年轻人交谈的另一个好处是，与成年人相比，他们更少受到惊吓。"人类的身体是复杂而巧妙的机器，孩子们很容易就能够接受这一点，他们会迫不及待地想弄明白身体内部的运作方式。"

第二章

人体如何感知色彩?

汉密尔顿·哈特里奇

Hamilton Hartridge

1946

因战争而中断的圣诞讲座在战争结束后重启,今年刚好是重启的第四年。哈特里奇选择了一个主题,希望通过这一主题能恢复人们对现实世界的好奇和敬畏。人类目前解码了眼睛将光的物理特性转变成信息后,再由大脑重构我们所看到的彩色世界这一过程。在人类感知主题系列中的第一场讲座中,科学家告诉我们,万物并不总是它们看起来的样子。

"在这个了无生机、物资短缺、困难重重的战后世界,还有什么能让我们追忆快乐的过去,激励我们走向繁荣的未来？"哈特里奇问道。其中一个答案就是色彩。"春秋季节的缤纷色彩，夕阳之余晖，彩虹之斑斓，所有这些都和以前一样完美无瑕。战争并没有破坏自然之美；相反，它让我们倍加欣赏自然之美。"

不论是欣赏夕阳之美好还是沉醉于彩虹之壮丽，我们所看到的一切首先以光的形式映入眼帘，然后再进入大脑。在我们尝试理解丰富多彩的色彩体验之前，我们首先需要了解一些光学知识。

人类对颜色从何而来的正确认知最早来自于艾萨克·牛顿爵士（Sir Isaac Newton）。他发现白光是由多种色光混合而成的。哈特里奇展示了一张牛顿的著名实验的图片，这张图片是皇家学会档案馆中某本书的封面。哈特里奇讲述了牛顿如何在一扇窗户上钻了一个小孔，让一束阳光射入自己漆黑的房间。光束照射到一块玻璃棱镜上时，白光发生折射，并分离出了可见光谱序列——彩虹中不同的颜色——一端是红色，一端是紫色。

　　哈特里奇打算在皇家学会重现这个实验，但是遇到了一个小麻烦。他说："圣诞讲座是在年底进行的，那时候太阳是出了名的不靠谱。"因此这个实验采用了人造光束。一束人造光从演讲厅的后面越过观众的头顶，照射到舞台中央基座上的一个大玻璃棱镜上时，就像在牛顿房间里那样，白光被分离出来，形成一条绚丽的颜色光谱，像三英尺长的彩虹一样投射在屏幕上。

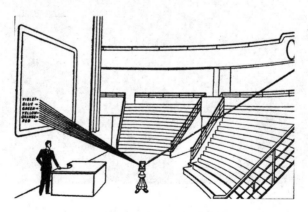

本图选自哈特里奇的著作，在圣诞演讲中再现牛顿实验

牛顿只是意识到了这些可见光，但哈特里奇解释说，19 世纪，科学家们发现了电磁波谱的其他部分，在正常情况下，人眼是看不到这些部分的。"因此，我们称之为'光'的可见光只构成了整个光谱的一小部分。"（技术也可以揭开这个不可见的世界的面纱，哈特里奇就用了一个隐藏的红外摄像机拍下了处在黑暗中的观众。）

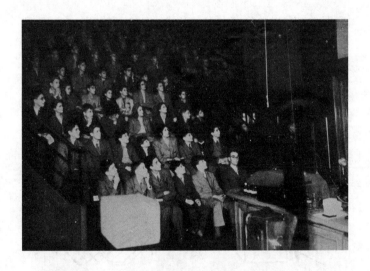

讲座中红外摄像机所拍摄的观众照片

　　囿于眼睛构造,只有这部分光谱对我们来说是可见的。全频谱是各种波长光波的总和,其中大部分波段都是肉眼不可见的。举个例子,无线电波不能被视网膜捕捉,高温热浪也无法穿过眼睛里的玻璃体。不过有一个例外,哈特里奇说,那就是在白内障手术中被切除角膜的人。角膜通常会阻挡射入眼睛的大部分紫外线,所以这些切除掉角膜的病人获得了超乎常人的视力——他们能看到紫外线。

　　光谱中各种色光也都有各自的特征波长,这种波长对我们识别色光至关重要。我们所看到的大多数色光都是因为白光中一些成分被剔除,也有一些色光则是被反射回眼睛才看到的,哈特里奇解释道。"我们可以用绿草举个例子。绿草之所以是绿的,是由于叶绿素能在吸收蓝紫色和橙红色色光的同时,充分地反射绿色色光。"但在我们感知草的绿色或周围任何其他颜色之前,眼睛需要将这些光波转化为大脑可用的信号。

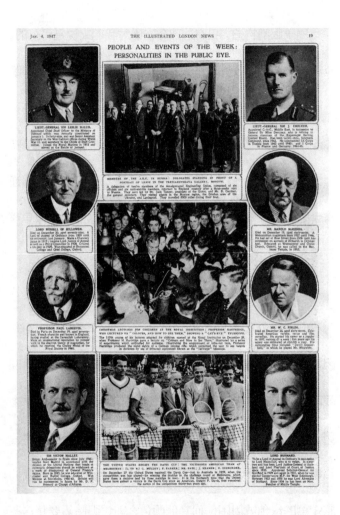

哈特里奇的演讲登上了《伦敦新闻画报》
（*Illustrated London News*）新闻概览栏目的中心版面

进入眼睛的光线被聚焦在视网膜上，视网膜像是一个衬在眼球内部的"空心杯"。视网膜是视觉开始的地方。眼睛的晶状体系统迅速屈光，形成外部世界的图像，然后就到了视网膜，"视网膜的功能是将这些图像转换成神经脉冲。接着大脑通过神经脉冲形成感官认知，这样，我们就能看到外部世界了。"

视网膜上有数以百万计的感光细胞，它们是视杆细胞和视锥细胞（以其形状命名）。这些细胞把进入瞳孔的光信号转化为电信号，再交付大脑处理（事实上，整个身体中一半以上的感觉感受器都分布于眼器官）。视杆细胞比视锥细胞敏感得多，它让我们在昏暗的光线下也能看清东西，视锥细胞则是在明亮的光线下工作，并带给我们色觉。

随后，这些电信号通过视神经传至大脑。哈特里奇讲解了这一过程中的一个奇怪现象——所有从视网膜背面延伸出来、集束在一起用以传输电信号的神经纤维构成了视神经的基本结构。为了给这里的集束纤维腾出位置，视网膜上的这个地方根本没有光感受器。"所以，眼球的这个部分是盲点。"哈特里奇说道。我们在日常生活中往往不会注意到这个盲点，但有一个简单的方法可以证明它的存在，只需一张纸和一支铅笔。

首先在纸上画两个相距两英寸的小十字，随后，哈特里奇向我们展示了如何让其中一个十字在眼前消失。观察者必须遮住右眼，然后用左眼观察其中一个十字，接着旋转纸张，使另一个十字出现在第一个十字的左手边。在保持左眼固定观察右边十字的同时，缓缓将纸贴近眼睛。当纸片离眼睛大约9英寸的时候，左侧的十字会突然消失。"十字消失是由于左侧十字刚好与盲点重合。"哈特里奇解释道。（其他盲点测试详见本书 131 页科林·布莱克莫尔的讲座）

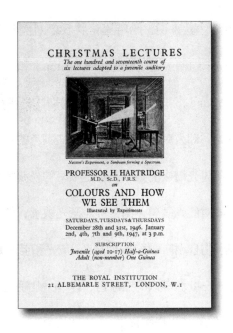

讲座通知（封面）

哈特里奇还描述了眼球内视锥细胞较为集中的一个结构——中央凹。他说："中央凹是视网膜的一部分，是视网膜中视觉最敏锐的区域。"（它的敏锐程度足以让我们有能力去阅读和开车。事实上，当你移动眼睛阅读这篇文章时，这些字就在你的眼部中央区。）

就色觉体验来说，哈特里奇将我们对颜色的理解归功于两个人：约翰·道尔顿（John Dalton）和托马斯·杨（Thomas Young）。一百多年前，托马斯·杨提出了色觉的三色理论，即人眼中有三种负责感知颜色的感受器，每种都只对可见光谱中的某一个特定频率的光波敏感——第一种感受器对红光敏感，第二种对蓝光敏感，第三种则对黄光敏感。"托马斯·杨选择红光、黄光和蓝光是因为这三种颜色——就像画家的三原色一样——几乎与所有其他颜色相配。"哈特里奇解释说。（该理论后来更新为红视锥细胞、绿视锥细胞和蓝视锥细胞。）

"现在让我们来谈谈另一位名人，"他继续说，"约翰·道尔顿声名远扬，他不仅是一位化学家，而且还是首个对色盲这种离奇现象做出科学论述的人。我们现在称道尔顿症为'二色性色盲'（红蓝绿三种颜色中只能辨认两种颜色）。我们听过道尔顿年幼时在果园里摘樱桃时吃大亏的故事，这是因为在他看来樱桃和樱桃叶子都是一样的颜色，他认为其他男孩对此也有同样的感觉。直到多年以后，他穿着红色大衣参加葬礼（他眼里的大衣是灰色的），"其他送葬者的惊叫声才让他发觉自己的视觉缺陷。"哈特里奇说，这些故事可能只是些奇闻逸事，但无论如何，道尔顿找到了问题所在——他有绿光和蓝光感受器，却没有红光感受器。

在举办这些讲座时，对于视锥细胞究竟是如何告知大脑分辨颜色的，人们仍然知之甚少，对此，哈特里奇毫不避讳。他说："如果认为色觉的问题已经完全解决了，那将是一个非常大的误解。"根据托马斯·杨的说法，视网膜含有感光化学物质，一旦光线集中于此，这些物质就会分解。"红光、绿光和蓝光引起的分解存在本质上的差异。"哈特里奇解释说。这导致了三种不同的分解产物——它们以不同的数量存在，其数量取决于我们所看到的颜

色。随后，感光视锥细胞开始工作，每种视锥细胞都能感
应到一种分解产物。

汉密尔顿·哈特里奇（1886~1976）

哈特里奇出生于英国伦敦斯坦福山。他出生
时，两台巨大的牵引机路过，让家中天花板摇晃
不已，竟掉下砸中了他怀孕的母亲，致使她早
产，婴儿的生存机会万分渺茫，但哈特里奇活到
了八十九岁，并成为备受赞誉的眼科生理学家。
他在剑桥大学国王学院学习，后来成为圣巴塞洛
缪医院医学院的生理学教授。他于 1926 年当选
为英国皇家学会会员。哈特里奇不仅因其在眼科
生理学和彩色视觉感知方面的贡献备受瞩目，而
且还以新颖独特的实验闻名，由此他的圣诞讲座
无异于一场视觉盛宴。

哈特里奇说，另一种理解方式是将视网膜上的视锥细胞比作舌部味蕾。想象一下，我们可以产生一种无味的物质，但是"在光的作用下，这种化学物质被分解，释放出像糖精一样的甜味物质"。他说，很快我们就开始把吃东西和甜味联系起来。也就是说，在黑暗中吃东西时也不会有任何影响，但如果我们在窗户附近吃东西，味道就会特别甜。"随后，我们的身体会迅速将甜味的强度与光照强度相联系，舌尖就会变成临时的色光探测器。"

进一步说，如果一种物质能对最短的光波给予回应，一种物质能感知光谱中段，还有一种物质能感知到最长的光波，那么，"稍加练习，我们就能肯定地说出照在这种物质上的色光颜色。"（我们现在知道，这个理论实验基本正确。哈特里奇描述中对光线敏感的分子被称为光敏色素，只是它们存在于视杆细胞和视锥细胞之中。三种不同锥体细胞中的每一种光敏色素都对不同波长的色光存在最佳反应，对代表红色、绿色或蓝色的波长更加敏感。）

在展示了我们周围世界中颜色的物理特性是如何被眼睛捕捉后，哈特里奇又揭示了这个系统是如何被欺骗的。

倒数第二场讲座以一场壮观而神秘的表演拉开了序幕。观众刚刚坐定，幕布就被拉开，台上露出一个不成形的丑陋灰色物体。这时，音乐声响起，响彻整个礼堂，这个灰色物体也慢慢地有了生命。它先是伸出一片蝙蝠般的翅膀，然后僵硬地站立着，最后跌跌撞撞地走到剧院地板上。正如哈特里奇所说，这个"看起来令人恶心的物体"在僵硬地蠕动着，不过随着音乐的节奏，它开始向一个方向冲去，接着又向另一个方向冲去。它暗淡而单调的身体和翅膀正逐渐变得华丽而鲜艳，最终蜕变为一只蝴蝶。这只蝴蝶在灯光下翩然起舞，然后，随着音乐平息，蝴蝶也在观众热情的掌声中渐渐隐去了。

蝴蝶舞是由物理学家亚历山大·兰金（Alexander

Rankine)的孙女刘易斯小姐完成的,亚历山大·兰金本人也在 1932 年举办了圣诞讲座。蝴蝶舞是一种典型的色彩错觉——也就是本讲座的主题。

根据哈特里奇的说法,有三种类型的色彩错觉。第一种:色彩存在,但我们由于某种原因无法感知到。我们观察到,蝴蝶在我们眼前的颜色从暗淡单调变得华丽鲜艳,这都要归功于灯光的骗术。演出开始时,礼堂用钠灯照明,而钠灯只发出黄色的光线,因此黄色物体看起来非常明亮,而其他的颜色则被掩盖,显露出深灰色或黑色。随着蝴蝶的出现,白光缓缓加强。最后,一束聚光灯打在翩翩起舞的蝴蝶身上,色彩斑斓的蝴蝶看起来栩栩如生。这种错觉还可以用一个更日常的例子说明——坐在燃烧发光的煤旁边时,这种错觉很明显。"在煤火旁,红色物体显得很亮,而绿色和蓝色物体则显得很暗。"哈特里奇如是说。

还有些情况下,我们看到的颜色本不存在——这些颜色是大脑幻化出来的。这方面最有名的一些案例是由一个当时被称作贝汉（Benham）的神秘人发现的。"关于这个人，只能找到有限的信息。他的出身、出生日期甚至他的全名，都无从查证；但'贝汉转盘'却有望载入史册。"［我们现在对这个人物有了更多的了解：他是查尔斯·贝汉（Charles Benham），一位狂热的业余科学家兼英国记者。］贝汉在一个圆盘上画了一幅黑白图案，如果圆盘像一个陀螺那样缓慢旋转，圆盘上就会出现彩色的条纹。

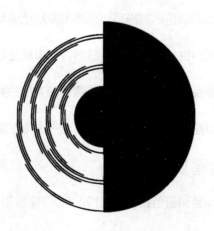

"通过这些转盘，他发现了一些错觉现象，其中一些错觉令人惊叹，也令人费解。"哈特里奇说。（直到今天，这种幻觉的成因对于科学家来说依然是个谜，但有一种解释与视网膜中视锥细胞的工作方式有关。所有的视锥细胞都要对转盘的白色部分做出反应，但由于三种视锥细胞对光线的反应速度不同，就导致了对颜色的混乱感知。）

更诡异的色彩错觉是以同时对比错觉的形式出现的。观众会看到一张卡片，卡片的一半呈蓝绿色，另一半呈淡粉色，每一半的中间都有一条作为对比色的环状颜色卡——淡粉色部分的中间是蓝绿色圆环，蓝绿色部分的中间则是淡粉色圆环。观众们按照要求确认自己所看到的卡片颜色后，将环状颜色卡从背景色中拿出来，令观众大吃一惊的是，颜色卡都显示为完全相同的灰色。这说明，人脑对颜色的感知也是由周围其他颜色决定的，例如会将灰色识别为粉色和蓝绿色。

我们每个人都曾有过盯着亮光再闭上眼睛的经历，这种感觉与演讲者所说的下一个错觉别无二致。他说："闭上眼睛片刻，亮光会一次又一次在眼前浮现，在眼睛尽可能不动的时候尤为明显。"这就是残像，这种效应也适用于颜色。如果我们先盯着白色卡片上的彩色十字，然后再看一张空白卡片，那么十字残像就会出现在空白纸片上。唯一不同的是，十字的颜色会发生变化——残像颜色为原来色彩的互补色。[我们仍不清楚是什么原因造成了这些彩色残影，哈特里奇也未曾解释，一个可能的解释是这与视网膜上视锥细胞向大脑发送的信号有关。如果我们太长时间盯着一处彩色光源，光敏色素就会损耗，视锥细胞发送到大脑的信号就会减弱。如果我们紧接着再看一个亮白色图像——比如一张白色的卡片——所有的视锥细胞本应该都被调动起来，但如果耗尽的光敏色素尚未得到补充，这种特定颜色就无法显现，我们只能看到其互补色。由于眼睛一直在移动，所以这种情况通常不会发生。这一点我们也会在第九章布鲁斯·胡德（Bruce Hood）的讲座中看到，人永远不会在一种颜色上停留太久。]

　　哈特里奇结束讲座时，毫无疑问，他已经成功地达到了目的——在战后沉闷的日子里，他说服了观众，让观众认识到了构成世界的色彩的奇妙本质。他也证明了人类对颜色的体验不仅仅取决于牛顿所论述过的光的物理特性，人类的大脑也能影响颜色的产生。哈特里奇让我们最早了解到人类对世界的认知是多么匪夷所思！

第三章

工作和娱乐中的思维

弗雷德里克·巴特莱特爵士

Sir Frederic Bartlett

1948

　　科学中的未知奥妙就在我们身边，在人类的大脑深处。在英国皇家学会举办的首次以心理学为主题的圣诞讲座中，巴特莱特邀请在场听众进行了相关的心理测试，测试内容通常是脑筋急转弯、错觉一类的问题。他雄心勃勃，希望借助这些测试，寻求那些关于人类思维问题的终极答案，例如记忆如何工作，人类如何思考等一些科学家至今仍未解开的难题。

讲座开始之前，巴特莱特给年轻听众提了一些建议：
"要理解我们这一系列讲座，最好的方式就是将它看作一种
蕴藏惊喜的未知冒险，随时都会有新发现、新点子冒出来。"
鉴于演讲主题是心理学，巴特莱特告知观众，他们将会成
为许多心理实验的"小白鼠"，这就要求观众们遵循特定的

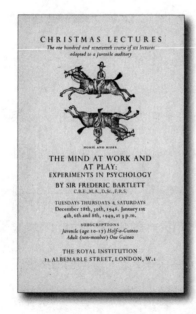

讲座通知（封面）

行为准则。巴特莱特解
释说："用人类做实验与
用无生命物体做实验有
很多不同。"他特别告诫
听众，实验过程中不要
讨论与实验有关的话题，
因为"十有八九会影响
实验结果，这是我们都
不愿看到的"。

首场讲座中，巴特

莱特通过一些心理测试，激发了观众对神奇的人类思维的兴趣。他说："大家肯定都注意到了，生活中很多事情用一种方式做起来易如反掌，但是换一种方式，就会非常费力。"比如说，估算距离。日常生活中，无论是吃饭、喝酒还是打球，我们很少意识到我们多么精确地估算了距离，但实际上我们一直都在这么做。眼睛估算距离后，向大脑发送信号，接着大脑与肌肉进行交流，最后身体听令行事。但是，一旦我们下意识尝试准确估算距离时，结果就往往不尽如人意。

为说明这一点，巴特莱特向他的年轻观众们发出了一些挑战。挑战之一是要求观众猜出屏幕上投影的运河隧道的长度。观众们给出的答案五花八门，大部分人认为隧道不足 1 英里，但有人猜出的最长距离是 13 英里。第二天，《每日先驱报》（*Daily Herald*）的一篇文章报道称，一个男孩给出了确切答案（4 英里），巴特莱特十分惊讶，但男孩后面坦白，"我以前在书里见过这张图片。"

事实证明，人类特别不擅长估算长距离，这个问题并非只限于视觉，而受"其他感官感知"的影响，如灯光的亮度、运动的速度或是声音的响度等。秘诀在于估算需要一个参照点，这就是为什么所有的测量仪器，不论是尺子还是表盘，都有某些固定值。"只有设定固定的比较标准，感知和思维才能准确地估量。"巴特莱特解释道。

疲惫时，思维运转效率让人失望。巴特莱特说："众所周知，如果连续长时间工作或娱乐，我们会感到疲惫，而且做事效率也会下降。"巴特莱特对人类坚持长时间做一项技术性工作时的思维过程尤其感兴趣。

巴特莱特曾受美国空军邀请，调查疲劳对战斗机飞行员的影响。为此，他在自己的剑桥实验室搭建了一个飞机驾驶舱实验模型。在实验室的保障下，巴特莱特及其团队可以让飞行员超越安全线，长时间飞行，同时就像现实中飞行那样，飞行员也会收到各种驾驶指令。"几乎可以肯定，飞行员长时间飞行数个小时，其飞行能力势必会受到影响。"

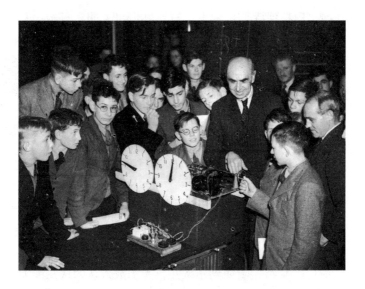

巴特莱特在观众身上做测试

但巴特莱特及其团队发现，情况并非总是如此。有个秘诀可以消除疲惫，让人在长时间工作后依然保持头脑清醒。这一秘诀就是按时回顾手头的事，巴特莱特解释说。

他讲述了一个实验，实验要求学生不间断阅读数小时。不出所料，长时间阅读后，学生们错读和漏读的次数变多；但另一组规律性地做阅读理解题的学生似乎并未受疲劳的影响。巴特莱特实验室里的飞行员也大抵如此。飞行员利用表盘和工具按时回顾他们的工作后，没有出现任何失误，也没有一点疲惫的迹象。巴特莱特回忆道："有一个连续工作 12 小时、在岗位上用餐的飞行员，自始至终表现都很好。"因此，只要不时回溯自己的工作，就能延缓身体疲劳和精神疲劳带来的影响，巴特莱特解释说，这表明人类意志要比体格强得多。

巴特莱特接着谈到了认知，大多数人认为认知能力仅仅是"思维的本职工作"。他说："正是因为有这样或那样的认知，人类才能了解现实世界。"

认知的神秘之处在于：它似乎可以突出个别事物。为证明这一观点，巴特莱特展示了一段文字图像，图像中的文字或上半部分缺失或下半部分缺失，只能显示出原来文字的一半。

A.

When any practised reader runs his eyes rapidly along the lines of print, is it true to say that all parts of the letters or words read are equally important, or are there perhaps some parts which make a stronger impression than others? Most readers would probably be inclined to say that all parts of the shapes which they interpret have about the same influence

B.

But here is an experiment which may show that he is wrong. For it usually takes longer to read words when only the bottom halves of the letters are seen than it does to read the same number of words when only the top halves are represented. In fact the upper halves of letters make more impression, or carry more meaning than their bottom halves.

巴特莱特著作中的圣诞讲座阅读实验

阅读只露出上半部分文字的句段明显简单得多，部分是因为罗马（或拉丁）字母的字形。而每个露出横线以下部分的字母，上方可以匹配七个字母。但其他实验表明，这里另有原因，巴特莱特解释说："事实上，人们更关注视域的上半部分。"他说，实际上不论何物，如果它出现在视域的左上角，人们能正确辨识的可能性就更高（尽管最新实验表明，这种说法并非绝对成立，这取决于视域所见的为何种对象）。

大脑似乎以某种方式做了预设，让我们注意到特定的事物，而忽略另一些事物。巴特莱特向观众展示了内含两排象形符号的幻灯片，让观众任意写下对符号最直观的感受。接着，他用一组不同的符号重复了上述实验。第一组实验中，两排中只有一个符号是相同的；第二组中，两排中只有一个符号是不同的。全场有 195 位观众参与，只有 11 人发现了第一组符号中的不同点；可第二组实验的情况更糟糕，只有 4 人正确答出了符号中的相同点。

巴特莱特说，这体现了人类思维运作的重要特点——我们有一种与生俱来的能力，能够发现相似事物的不同之处（虽然巴特莱特并没有深入探究原因，不过从进化角度看，这种能力应该能够帮助人类祖先注意到生存环境中的潜在危险，如捕食人类的野兽）。

但大脑在种种特殊情况下也是不可靠的，巴特莱特用一种特殊的视错觉图片说明了这一点。巴特莱特给观众展示了一张图片，图片中一个大正方形套着一个小正方形，小正方形的四角延伸，整体形似一个灯罩，这就是巴特莱特所介绍的"可逆图形"。

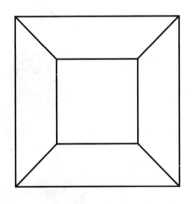

小正方形看起来是在大正方形上方还是下方？

这类图片本身就是模棱两可的，呈现出一种事物的两种表象（这些内容将在理查德·格里高利的讲座中做进一步的探讨，见第四章）。如此一来，大脑便无法对图片或物体给出一种确定的解释。这种模棱两可的感觉会给人带来匪夷所思的体验，因为这些图片一会儿看起来这样，一会儿又变成那样。巴特莱特解释道，我们看这些图片时，"它变成另一个模样，又迅速变回来"。这一点尤为重要，即使是一个人，也可以在任何时候把某样东西看成两个不同的表象，这表明不存在"纯粹"的观察。

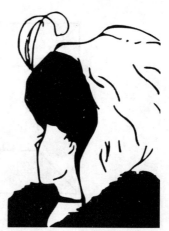

巴特莱特以一张可逆图像结束了这场讲座，这也许是最为人所知的一张（我们会在其他讲座中再次看到这张可

逆图像）——这是一位扭过头去的姑娘，还是一位头戴方巾的老妪？巴特莱特总结道，这类图片"提出了一些非常有趣、需要进一步探究的问题"。（的确，心理学家至今仍在探讨是什么因素导致大脑陷入这些错觉，而这种谜一般的认知特性正是书中几位演讲者的兴趣所在。）

　　巴特莱特在记忆研究方面颇有建树，这也是他下一个讲座的主题。"不管做什么，总会涉及各种记忆和回想"，他开场说道。记忆也影响着我们看世界的方式，他接着说："人类在思考时的所感总是基于之前已有的知识。"巴特莱特设计了一个巧妙的简单实验，实验中，巴特莱特让听众快速瞥了几眼搭配错乱的短语，这些词汇有"皇家直觉"（The Royal Intuition）、"鱼和排骨"（fish and chops）等。接着，他要求年轻观众将刚才看过的短语写在一张卡片上。实验收回 140 张卡片，其中只有 5 张写有"皇家直觉"（正确答案），但令人吃惊的是有 103 张上是更为大家

熟悉的"皇家学会"（The Royal Institution）；只有 28 张
上写着"鱼和排骨"，另外 97 张上的"排骨"被错改为"薯
条"（chips）。巴特莱特总结道："熟悉的记忆形式显然超
越了眼睛的直接观察。"

那我们的记忆力究竟有多强呢？德国心理学家赫尔
曼·艾宾浩斯（Hermann Ebbinghaus）是这方面的先驱。
19 世纪 80 年代，他设计了一个简单的记忆测试实验，要
求测试者记忆一些编制的单词表。他发现，人们在最初几
天会忘记很多东西；但之后，遗忘速度似乎减慢了，遗忘
的单词数也变少了。艾宾浩斯称此为"遗忘曲线"。因此，
巴特莱特告诫年轻的观众："现实生活中，除非运气好，
'填鸭式学习'并非明智之举。"

巴特莱特用建造桥梁做类比，阐释了记忆的另一特
点：人们更容易记住事情的开头和结尾，而忘记中间部分。
他说："大脑记忆事物时，其工作方式好似人们跨河搭桥，

从岸边向中间行进。"因此，最好优先记忆具有挑战性的项目。他接着说，这也有助于解释"老年时困扰很多人的难题"，即老年人往往只能记住他人姓名的首字母。

巴特莱特对睡眠和记忆关系的研究也超越了时代。他的实验表明：睡眠的确能减缓遗忘过程。因此，也许会有人建议我们睡前学习需要记忆的知识。（实验证明，睡眠对巩固新知至关重要。睡觉时，大脑会对新的记忆分类，并将部分记忆存储为长期记忆；同时，与情感相关的记忆也会得到归类。）

此类建议可能对观众中间需要应付考试的学龄少年有用，但大多数成年人并不需要逐字逐句地回忆信息。实际上，巴特莱特最著名的一项发现表明：记忆并非直接的记录，也非所见之物的快照，不时还会遗忘，相反，记忆是由我们的人生过往塑造而成的。

为深入探究这一观点，巴特莱特再现了他的另一项著名实验。他从观众中选出几名志愿者，只留其中一人在演讲厅内，其余志愿者被带到演讲厅外。接着，巴特莱特为演讲厅内的所有观众和那名志愿者展示了一张大图。随后，第二名志愿者回到演讲厅——但是他看不见图片。第一名志愿者按照要求向第二名志愿者描述图片内容。紧接着，第三名志愿者进入房间——仍然看不见图片，第二名志愿者向第三名描述图片内容，以此类推。

以游戏的方式进行实验，研究志愿者的陈述内容以及这些内容随着个人描述而发生变化的过程，这样便有机会整理出最易记忆和最易忘记的两类信息。在此之前，巴特莱特曾多次开展这项实验，他发现：随着游戏的不断深入，某些种类的细节总是要么被忽略，要么被曲解。例如，物体的相对位置就容易被遗忘，颜色、标题和名称也是如此。而不熟悉的细节往往会由那些更符合生活经验的细节所取代。"这便是谣言传播的一种方式，整个过程中可能会形成一些主观观点，但人类的记忆一直都在发挥作用。"巴特莱特说，个体记忆也会出现同样的情况。即使我们再怎么努力地去准确记忆某事，"日常生活习惯的巨大影响会在潜移默化中改变事件原本的面目，尽管我们可能认为一切照旧"。

弗雷德里克·巴特莱特爵士（1886~1969）

巴特莱特生于英国格洛斯特，在进入剑桥大学研究心理学之前，他专攻哲学、伦理学和社会学。巴特莱特以记忆研究而闻名，是认知心理学领域的先驱之一。同时他也是剑桥大学第一位实验心理学教授。巴特莱特因孩提时代罹患胸膜炎，后来未能参加第一次世界大战。即便如此，巴特莱特的大部分研究都与军事、训练以及人体如何适应新环境有关。为表彰他的工作以及为皇家空军（the Royal Air Force）所做的贡献，巴特莱特在参加圣诞演讲的同年被授予爵位。

巴特莱特的第五次讲座即将结束，他提出记忆方面最大的谜团之一在于：记忆到底存储在大脑中的哪个位置。他认为这是一个"机器难解的问题"。（虽然现在人们普遍认为记忆储存在大脑神经元的突触部分，关于这一点，苏珊·格林菲尔德在她的讲座中进行了讨论，详见第 7 章。但是记忆的存储位置仍是神经科学家至今仍在努力攻克的问题。）巴特莱特还提出了超越时代的另一观点：记忆并非与过去相关，记忆还是一种工具，帮助我们运用过去所学来解决未来问题。"我们记住某一场景发生的事情，这样就能帮助我们解决另一场景所出现的问题。"

接着，巴特莱特将注意力转向他讲座中"或许最重要的问题之一"——"人类是如何思考的？"他说，思维的一个重要组成部分是智力，"因为每一个有智力的人都应该能够在必要时进行思考"。

艾宾浩斯，记忆测试的先驱者，首次智力测试的奠基人，设计了一个实验，该实验要求学童填写寓言故事中缺失的单词或短语。巴特莱特说，"从那时起，大家都热衷于编制智力测试"，这类智力测试也有类似填空的练习。巴特莱特解释说，这合乎情理，因为通常来说，人类的大脑必须根据已知信息来填空。他进行了细致总结，"人类在无意识的情况下完成了填空。"巴特莱特认为，这似乎就是思维运作的本质及思考过程的关键步骤。（虽然这些观点现在看起来稍显单薄，但事实确实如此，大脑永远在填空，尤其是在认知方面。近年来，与巴特莱特观点类似的理论的认可度越来越高——其中最受认可的，是贝叶斯脑假说，这一假说认为大脑通过不断进行概率预测来填空。）

大脑有多种填空式的思考方式。有时填空需要逻辑思考，但也有某些种类的问题是逻辑无法解决的，只能依赖于灵感——我们可以称之为"直觉"或"洞察力"。

　　巴特莱特以"骏马和骑手之谜"举了个例子：一张图片上是两匹背靠背的骏马；另一张图片上是两个骑手，一个是正的，一个是颠倒的。要求将骑手图片置于骏马图片的上方，"保证每个骑手都骑着一匹马，正好对应上。"巴特莱特说。乍一看这似乎不可能，但一个巧妙的解决办法就是，骑手置于中间，将一匹马的前腿对着另一匹马的后腿。

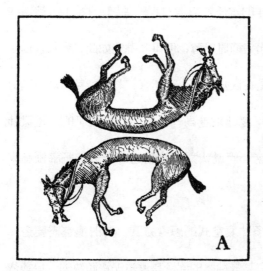
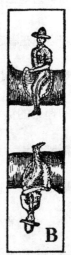

巴特莱特解释说，处理这类问题，我们需要"彻底"地改变思维方式，而这通常"只有经过大量实验和探索，或是灵光一现"才能做到。"世上许多的杰出发明确实是凭灵光一现才问世的。"

最后，巴特莱特给听众留下了一个问题：通过训练，思维可以更好地进行思考吗？我们知道，思维很容易犯某些错误，了解为何犯错是有益的，巴特莱特如是说。但是，对于一个敏锐的头脑来说，有一个关键要素很难界定。巴特莱特沉思道："我们只能将之界定为'智慧'。"智慧让人知道哪些线索值得深入挖掘，也能助人避开"死胡同"。带着一丝神秘的口吻，巴特莱特说，智慧是一种可以通过积累经验获得的"法宝"，但这一法宝有时不奏效。巴特莱特说："在同等机会条件下，一些人获得了智慧，一些人没有获取智慧。如果我们能够发现他们之间的差异，或许我们就知道如何成功地培养出智者了。话虽如此，但事实上这依然是一项不可能完成的任务。"

第四章

骗人的视觉

理查德·格里高利

Richard L. Gregory

1967

视觉的形成看似简单——人眼向大脑发送图像，大脑意识到图像的存在。但事实远非如此。通过格里高利的系列讲座，我们会了解视觉有多少来源于大脑，而不是眼睛。格里高利以研究视错觉闻名于世，他通过一些令人难以置信的视错觉案例，揭秘了大脑的运转过程。这场充满启迪的发现之旅会从古代的水栖生物出发，去往月球，再到更远的地方……

眼睛就像照相机，格里高利以这一广为人知的比喻作为开场。但这并非格里高利所关注的点——因为眼睛和相机虽然都可捕获图像，但一台照相机并不能真正"看见"图像。"要想看见，必须有大脑接收图像信息，并对信息进行加工处理。本系列讲座的主题是：相机般的眼睛和计算机般的大脑如何协同创造视觉这一奇迹。"

格里高利说，人类日复一日地与外界事物进行交流，人类与现实的关系是一个"始于人类思想之初的话题，令哲学家们着迷又困惑"。但是，直到最近几年，人类才开始真正理解大脑如何处理眼睛捕获的信息，进而产生视觉体验。

首先有一棘手问题需要解决，这也是格里高利第一场讲座的主题。他问道，"没有大脑接收视觉信息，眼睛有什么用呢？没有眼睛提供图像，大脑就算有'视觉'，又有什么用呢？"换言之，眼睛和大脑，哪个更重要？

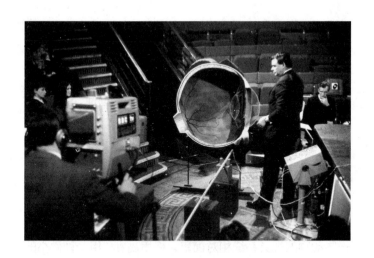

格里高利展示眼睛的进化历程

　　眼睛的工作模式有利于解释视觉最初的产生过程。格里高利邀请观众想象一个生活在远古时期的海洋生物，这一生物的原始神经系统只能传递触觉，这种对外界环境的反应，就像是纯粹的条件反射。

　　格里高利推断，即便海洋生物最开始仅有触觉，它们的皮肤也可能会对光和暗敏感，因为这样才能对迫近的危险发出预警。斗转星移，皮肤上这些便捷的光感器或已集中到"眼窝"之中。随后,"眼窝"之上形成一个类似窗户的晶状体,它可以防止漂浮在水中(也就是它们所处的生活环境)的微小颗粒堵塞"眼窝"。渐渐地,这些"窗户"变厚,"眼窝"的聚光能力增强,最终演化成一只可成像的眼睛,所成图像由原始的神经系统接收。

1967 年 12 月 28 日,《利物浦回声报》的一篇报道称:一些动物的视觉系统相对简单,格里高利"用一种微小的水生昆虫来解释视觉的奇迹"。事实上它并非是昆虫,而是一种甲壳类动物。格里高利谈到自己痴迷于眼睛的演化,这促使他奔走于意大利,寻找这种传说中拥有最奇特视觉系统的生物。在对那不勒斯湾(the Bay of Naples)的海水进行大规模筛查后,格里高利果真找到了这一名为浆剑水蚤(Copilia)的动物,并证实了该动物的眼睛只有一条通道与大脑相连。"人眼有上百万条通道可以用来传输信息,"他解释道,"但浆剑水蚤可以像电视那样以单通道'扫描'的方式，将图像传送至大脑。"

　　格里高利说，对于其他动物而言，具备视觉成像能力对大脑的影响更加重大。单单依靠触觉探索世界是很危险的——想象一下，你只有触摸到捕食者，才能确定它就在你身边，这是多么可怕的事！因此，视觉具有巨大优势：能够观察远方，察觉出危险来临。要理解这些图像，需要大脑协同参与，"众所周知，眼睛需要大脑配合才能识别和定位物体……但没有眼睛，人类很难发展出智慧的大脑。"的确，格里高利认为，"毫不夸张地说，是眼睛将神经系统从条件反射的辖制中解放出来，最终获得了抽象思维。"

　　弄清楚眼睛和大脑是如何协同进化后，接下来格里高利将重点转向了另一个难题：人类能分辨所看到的物体，这一能力是与生俱来的，还是后天习得的呢？当然，婴儿无法告诉我们他们是如何看世界的，但是我们可以从一些简单的实验中得到启发。婴儿注视人脸的时间要比注视那些具有人脸特征但杂乱无章的图像的时间长，这表明他们生来就具备了内置的面部识别系统。

关于这一问题的答案，格里高利还有一种巧妙方法可以验证。他讲述了他与一名男子共事的经历，这名男子在 10 个月大时失明，但在 50 多年后，通过手术恢复了视力。格里高利及其团队想知道这名男子重获视力后，首次感知世界时他眼中的世界是什么样的。

理查德·格里高利（1923~2010）

理查德·格里高利出生于伦敦，17 岁离开学校加入英国皇家空军服役。1947 年,理查德·格里高利获得英国皇家空军奖学金,进入剑桥大学,并跟随圣诞讲座演讲者弗雷德里克·巴特莱特教授攻读认知心理学。格里高利后来成为一名杰出的心理学家，主要研究方向为认知能力，随后转

向人工智能。作为一名著名的科学传播者，理查德·格里高利以研究视错觉而闻名，同时著有一些科普图书。做圣诞讲座前，他在爱丁堡大学创办了认知和机械智能学部，这一领域尚属前沿。

这位名为西德尼·布拉德福（Sydney Bradford）的病人渴望重见光明，格里高利回忆道："尽管手术很成功，故事却以悲剧收场。"刚开始时，布拉德福为重获光明备感欣喜，但希望很快就破灭了。他虽然辨识得出此前通过触摸所"看到"的东西，但他在辨识以前没摸过的东西时却感到吃力。例如，画一辆公共汽车时，他会漏掉一些失明时没有摸过的细节，如车头部分。他还发现自己很难估算距离：失明时还有信心过马路，现在却对车辆感到恐惧。他的心情变得沮丧，觉得世界单调乏味，宁愿呆坐在黑暗中，没过几年便去世了。

这个悲剧体现了关于认知的一个重要事实。格里高利的研究表明，抵达视网膜的图像信息对于布拉德福和正常人来说别无二致。但他的大脑很难理解这些信息，这是一种必须通过学习才能掌握的技能。

格里高利下一场讲座的焦点问题是：如果这一用来解决问题的认知系统出错，会发生什么事呢？"认知系统出错时，就会出现视错觉。"

他说："错觉可以是有趣和有用的，但也可能带来危险。在这次讲座中，我们将看到各种视错觉现象，并利用它们做一些游戏。正如人类可以通过玩乐来了解朋友，借由好玩的视错觉游戏，我们也能认识科学。"首先，格里高利向我们展示了光学艺术（optical art，简称 op 艺术），这是一种错觉抽象艺术，用格里高利的话来说就是"和大脑玩游戏"。我们在看光学艺术家维克多·瓦沙雷（Victor Vasarely）和布里奇特·赖利（Bridget Riley）的作品时，感觉图像在不停地变化和闪烁，这是因为他们利用了黑白图案给人的错觉。这一错觉至今仍是未解之谜，但格里高利怀疑这与大脑的视觉处理系统超负荷工作有关。

格里高利说，"很多艺术都是错觉"，但错觉可不仅仅是一种视觉享受。格里高利介绍下一场讲座时说，"错觉可能看起来无足轻重，可同样是无足轻重的毛皮摩擦过的琥珀和木髓球实验，却打开了人们认识原子能和恒星能量的大门。如果错觉能帮助人类了解大脑处理信息的过程，那么它就是有意义的研究工具。"换言之，如果人类能理解大脑缘何会在极为简单的图案上犯迷糊，"那么我们就能理解人类看东西时大脑处理信息的整个过程。"

哈特里奇在 1946 年圣诞讲座中提到（见第 29 页），光以能量形式射入眼睛。那么人类是如何将光转化为有意义的实物呢？例如，一张桌子可以有任何形状，任意颜色，各种大小，然而我们似乎凭借本能就能判断出桌子应该是什么样。这就是格里高利所说的——认知是用来解决问题的。通常，大脑要处理有限的信息，并需要将这些信息转化为有用的概念。

格里高利解释了大脑如何处理图像信息，这也许是他对心理学最重要的贡献之一，借助一些令人惊叹的视错觉，他向观众陈述了他的观点。他讲到，大脑并非只是简单地"看"世界，它可能有一个由以往经验组成的"记忆库"。（顺便说一下，布拉德福在视力恢复后却无法理解面部表情，这是由于他之前从未看到过微笑，他的"记忆库"中并没有存储微笑的社交意义。）

格里高利用一个著名的可逆图形视错觉——纳克方块（Necker cube）来论证自己的观点，这个方块就是天花板上悬下来的巨大红色线框立方体。巴特莱特在他的讲座（见第三章）中提到，当我们盯着这些可逆图形时，它们似乎就在我们眼皮子底下发生了变化。刚开始，立方体的某个面是正面，随后另一个面却变成了正面。格里高利解释说，视网膜接收的信息没有变，但是大脑对信息的认知却在不断改变，先验证一个假设，再验证另一个假设。"两种假设交替出现，但二者势均力敌，所以没有哪个假设能占据上风。"

为了进一步说明，格里高利向观众展示了放置在演讲桌上的一个看起来很奇怪的木制三角形。这一三角形由实木制成，但角与角之间都以直角相连，我们知道这是违反物理规律的，这就是"匪夷所思之物"的一个案例，格里高利解释说。"就算眼睛拼命想要看出个所以然来，也无济于事，因为根本没有答案。"

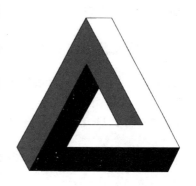

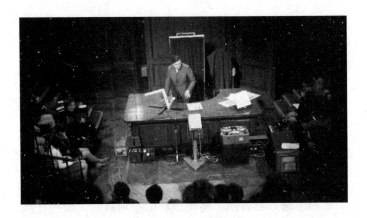

格里高利展示三角错觉

电视机前的观众惊叹于这种违反常理的现象时，现场的一些孩子已经窥见答案。这一物体根本不是三角形，三块木头并没有连接起来，只不过从特定的拍摄角度来看，像是一个三角形。[这种错觉与艾姆斯房间（the Ames room）有点像。艾姆斯房间将会被布鲁斯·胡德（Bruce Hood）在 2011 年圣诞讲座中提到，详见 202 页。] 这些例子进一步说明了大脑具有检验假设的作用。由于之前从未见过如此奇怪的物体，大脑猜不出这一三角物体是三块木头以古怪的角度相连而成，所以它选择了另一个答案，即使我们知道这个答案是错的。格里高利说："正确的答案是完全让人意想不到的答案。"他还说，即使知道正确答案，我们还是要努力，才能不把它看成三角形，这一点尤为有趣。"虽然视觉认知涉及问题的解决，但显然这并不意味着我们的脑子知道正确答案后，眼睛一定会看对。"

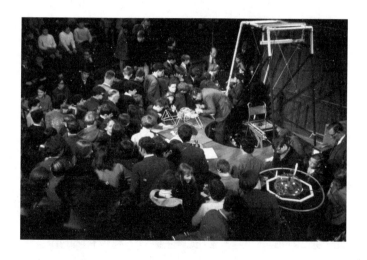

讲座结束时，簇拥在演讲台周围的年轻听众

10 VOYAGES THROUGH THE HUMAN MIND

另一视错觉是卡尼莎三角（the Kanizsa triangle），这种错觉表现为：在没有三角形的地方，出现了一个白色的三角轮廓（如右图所示）。这再次表明大脑会调用先前已

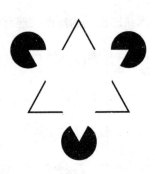

有的知识——即一个物体可以遮挡住另一个物体——草率地下结论，而非定睛细看。格里高利还带着观众回顾了哈特里奇之前展示过的贝汉圆盘，这是一个黑白图案的圆盘，旋转时会看到彩色。（见本书第 40 页）

格里高利解释说，即便大脑有时会出错，如出现这些视错觉，但能够调用并借鉴过去的经验是很有用的。如此一来，大脑就成了一台预测性机器，利用有限的感官信息来构建未来可能发生的新画面。

前面已经说过，视错觉可以用作便捷的研究工具。我

们现在已经看到了视错觉在某一实际领域的应用。格里高利发表演讲后仅仅两年，人类便登上了月球，那时他已受雇于美国空军，试图弄明白真空环境中视错觉对宇航员的影响。他说，鉴于宇航员需要进入太空，对地通信，向地球传回月球和行星的信息，所以我们需要弄清楚，在陌生的太空环境中，人类的眼睛和大脑是否可靠。人类的眼睛经过进化，已经适应了地球环境，而在黑暗浩瀚，没有多少参照点的太空，视错觉有可能让宇航员身陷险境。

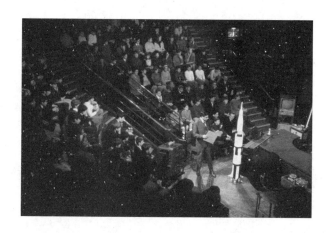

格里高利讨论人类在太空中的认知能力

举个例子，我们都知道封闭的环境会影响人类的思维，即便是短时间剥夺感官信息，人也会产生幻觉。格里高利解释说，这种感觉就好像是感官系统需要不断更新，否则就会"自行关闭"。

经过多次试验，格里高利认为，如果人类要修建一个轨道空间站（这时候距离国际空间站开始筹备还有 30 年），可能会出现一些思维错觉。他说："太空像一块镶满星星的黑色幕布。"以黑暗为背景，空间站的桁架结构会发出光亮，极大地影响人类的纵深感知。远物看起来很近，但是他的实验表明，如果宇航员试图靠近远物，那么远物似乎会越来越小。

身处陌生星球的感觉可能会更加诡异。格里高利回想起他在新墨西哥的一次沙漠旅行：那时，他伫立在新墨西哥的一座山上，俯瞰荒野。远处山脉看起来只有 20 英里远，但实际距离为 60 英里，一个人即便带足食物和水都不可能走这么远。"英国气候多雾，而墨西哥沙漠气候干燥，完全误导了人们对山脉距离的判断。"陌生星球上的大气环境与地球不同，我们同样应预想到视错觉带来的危险。另外，背光的地方也会影响我们对纵深的理解。格里高利沉思道："在一个有两个太阳的世界里，谁知道人类的认知会变成什么样！"

但格里高利也认为，如果陌生星球暗含危险，那么也一定有激动人心的机遇。毕竟，这些实打实的经历不是我们在地球上可以进行的实验。"人类可以在探索太空的过程中了解自己……太空旅行的重要性在于，更多地理解认知能力及其局限性，这不仅对航天员有所帮助，而且对人类更全面地了解认知能力也大有裨益。"格里高利乐观地预测：要是认知能力如其研究中显示的那样，可以通过后天习得，那么人眼就能适应陌生星球，人类也可以适应在那里的生活。

引自文献

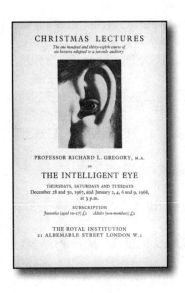

讲座通知（封面）

据媒体报道，公众对宣传册封面上的艺术作品的选择产生了分歧。那幅艺术作品展示的是从耳朵里探出了一只眼睛。据 1967 年 12 月 1 日《医学新闻》（*the Medical News*）上的一篇文章报道，评论五花八门，有人认为这张图片极为恐怖，也有人认为"选得恰到好处"。

格里高利也在讲座开始前一个月写信给皇家学会理事乔治·波特（George Porter），就讲座期间将要进行的大量实验展示进行了讨论（见下图）。

I enclose a recent paper of mine outlining a theory of the evolutionary origin of eyes and brains, and a possible very close connection between their development. I would quite like to make this the theme of probably the first lecture, to be illustrated with working models of primitive eyes. This would be great fun and so far as I know has never been done before. It would introduce them straight away to the idea that one can study perception as an "objective" problem, impinging on instrument design etc. When we get on to human perception and we look at illusions and other weird things which one sees directly, as "subjective" phenomena, they would get a feel for the double edge of these problems, without being sucked too far into the miasma of metaphysics.

The other paper I enclose (Eye Movements and the Stability of the visual world) illustrates how we can show them in a sense "subjective" phenomena, in this case after-images, and use them for discovering underlying mechanisms which should ultimately be traced out in the physical structure and function of the neural system. The importance here is that this kind of experiment can tell physiologists what to look for, and can give meaning and significance to recorded activity. I regard this as a very important point, sometimes neglected by physiologists who feel they can go it alone.

I aim at producing a fairly full synopsis by the end of next week. I do appreciate the importance of getting this planned as soon as possible, and will do my best.

Yours sincerely,

Richard L. Gregory

Richard L Gregory.

P.s. I saw Gerald Oster yesterday and he much enjoyed giving his Discourse.

引自布鲁斯·胡德

这次讲座引人注目，两位布里斯托大学的心理学家也发表了圣诞演讲，要知道他们传统上更倾向于自然科学领域。格里高利首场讲座播放时，胡德还太小，没有观看。后因没有影像记录，一直无缘一见。但格里高利后来成为胡德的导师，胡德的办公室墙上也挂有当年圣诞系列讲座的照片。

"理查德·格里高利精力旺盛，激情澎湃。1999 年，我于哈佛大学休假期间访问了布里斯托大学，并担任了布里斯托大学发展心理学的负责人。理查德参加我的就职演说时，对我之前所做的关于儿童世界观的研究饶有兴趣。

"很快，我们发现双方都对一些重要问题有着相同的兴趣，例如：何为意识？世界是可知的吗？何为真理？儿童是如何学习的？我开始去他的办公室串门，后来，我们约定每周四下午三点喝茶聊天，他会给我讲讲他的人生故事。

"理查德让我明白了交流在科学中的重要作用，交流不仅仅局限于师生交流，所有人都可以交流。不像某些科学交流那样漫不经心，理查德是一个真正充满求知欲的人，从不轻视任何问题或与他意见相左的人。很遗憾，他在我入选皇家学会圣诞讲座主讲人的前一年去世了。但是在我人生的高光时刻，理查德·格里高利的音容笑貌一直萦绕在我心中，直到现在依然如此。激励着理查德前进的，是科学探索和收获的喜悦，我希望这也能成为我的追求。"

藏不住的"谎"与"爱"

海因茨·沃尔夫

Heinz Wolf

1975

我们的内心想法并不像自己认为的那般隐秘。在脑部扫描仪出现之前，海因茨·沃尔夫带着我们领略了一些尖端技术，通过这些技术，医生无须开刀便可了解病人的身心状况。在这一系列妙趣横生的讲座中，我们可以监听神经系统的运作，读懂青春少女的心思。沃尔夫还解密了我们发出的一些信号，这些信号会泄露我们的性格和情感，因此人们常常利用这些信号来评判他人。

我们体内充满了生物电，这些数以百万计的小信号就是线索，透露了我们脑子里的想法。圣诞讲座自1825年开设以来刚好150周年，而首场讲座来自电学之父迈克尔·法拉第（Michael Faraday），所以电流这一主题应是开启这一系列讲座的首选（尽管当时他可能也没预料到，我们会利用电流去洞察思维的运作）。

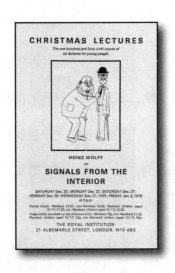

讲座通知（封面）

沃尔夫走进演讲大厅，袖子里伸出两根电线，当他双手交握时，奇怪的声音便响彻整间大厅——他说就像"天空中隆隆的雷声"。当大脑发出让肌肉紧缩的信号并由粘在手背上的电极接收后，我们听到沃尔夫的肌肉发出了吱吱的电流声，这种技术叫肌电图。沃尔夫会向我们展示收听大脑信号的众多方法，这只是第一种而已。他说："巧合的是，在过去约 50 年的时间里，技术已经让我们找到了增强极弱电压的方法，这些信号的电压仅有几百万分之一伏特。"相比之下，手电筒电池的电压为 1.5 伏，市电电压为 240 伏[①]。"所以我们实际上是在处理极弱的电子信号。"

沃尔夫解释道，这些信号实际上非常微弱，要想从大脑成功输送到肌肉，而不至于半路消失，就需要在传输

---

① 我国市电电压为 220 伏。

过程中增强信号，如同铺设跨越大西洋的电缆，其距离极大地减缓了信号传输的速度。沃尔夫提到，这甚至能解释长期以来的一个科学之谜。"据说最近报刊上大肆报道的恐龙灭绝，其原因是恐龙的神经过长，连尾巴被咬这一信息也要花很久才能传到它们的脑中，导致恐龙的反应速度不够快。"［又过了五年，路易斯·阿尔瓦雷斯（Luis Alvarez）才提出了现在被广泛接受的理论，即恐龙是被一颗小行星消灭的。］

为了更详细地演示肌电图，作为观众的杰森也参与了进来。沃尔夫表示："我现在要请杰森与我打一小架，同时，鉴于我年事已高，头发稀疏，还望杰森手下留情。"杰森的二头肌与电极相接，当他与沃尔夫掰手腕时，我们再次听到运动中的肌肉发出了很大的响声。杰森越使劲儿，肌肉发出的声音就越大。对医生来说，电极便成为检测病人的肌肉是否正常运行的有力工具。

　　沃尔夫解释说，若将电极从肌肉挪到头部，我们就可以直接听到脑电活动（这种技术就叫作脑电图），但问题是弄懂这些信号意味着什么并非易事。大脑有数十亿个神经细胞，是电子与化学活动密集的场所。沃尔夫表示，试图从所有噪音中筛选出一些有用的信息，就好比搭上一架配有巨型麦克风的直升机飞越伦敦。你会听到每间厕所被占用的声音，所有酒吧发出的声音，房间里电话的声音，收音机播放的声音，各个角落的迪斯科舞厅营业的声音，等等。想象一下此刻你要和史密斯夫妇说一下话，"简直是妄想"。

　　沃尔夫讲述了科学家是怎样利用信号平均技术来解决这一问题的，这种技术放大了某种特定大脑信号的声音，所以我们能在各种杂音中捕捉到它。这就好比你的直升机正在飞越温布利体育场，突然进了一个球，9万名观众齐声欢呼。"你在直升机上只有竖起耳朵仔细听，才有可能发现有什么不同寻常之事正在发生。"（沃尔夫演讲时，头皮上接的电极是外部世界监听大脑活动的最佳选择，因为随后的讲座会告诉我们，如今越来越多的途径可以为人所用，去观察大脑内部的运转状况。）

另一个信号是人们的目光，这一信号能告诉我们不少信息，让我们知道他人究竟在想什么。沃尔夫热衷于展示新技术，尤其是那些能够激发广告商以及从事产品设计的人体工程学专家兴趣的技术。

通过实时追踪人的视线，无须开口，我们就能知道人们真正的兴趣所在。沃尔夫解释说，微弱的电子信号这时候也在发挥作用，因为眼睛像一块电池——前后都有电极。把电极仔细安装好，便可记录目光移动引起的电子运动的微小变化，并追踪双眼的移动路径。

海因茨·沃尔夫 (1928~2017)

沃尔夫出生于柏林,二战爆发时举家迁往英国。他在伦敦大学学院获得了生理学与物理学学位。沃尔夫的贡献在于创造了"生物工程"这一术语——将工程原则应用于生物问题。除了科学贡献以外,他曾在医学研究委员会工作了30年,而后创立了布鲁内尔工程研究所,并成为伦敦布鲁内尔大学的名誉教授。沃尔夫之所以闻名还在于他借助电视广播节目频繁出镜,引发了世人对科学领域与工程领域的好奇。

有一位名叫曼迪的志愿者,其眼睛上下与头部前后都接上了电极。当她按照沃尔夫的指示移动眼珠时,会有个小绿点在大屏幕上飞速移动。沃尔夫说:"我现在给曼迪看第一张照片。"此时一张四宫格图片出现在她面前。

我们看到一架飞机，一幅前英国首相玛格丽特·撒切尔夫人（Margaret Thatcher）的照片，还有一些纸币，但这些都未能激发曼迪的兴趣。第四张图片马上就引起了曼迪的注意，这时绿点直接飞蹿到一张只穿了泳裤的男模特的照片上。沃尔夫对着窃笑不止的听众们问道："现在知道她对什么感兴趣了吧？"

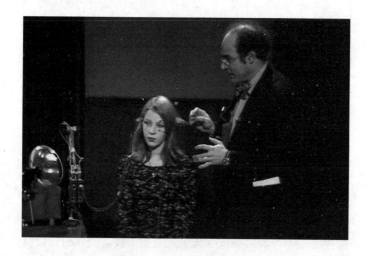

沃尔夫用眼球追踪设备来读取曼迪的心思

　　当屏幕上显示下一组照片时，沃尔夫说："曼迪，请准备重新开始。"曼迪的目光立即就被一张长发青年的照片吸引了过去，观众们再次哄堂大笑。沃尔夫说："我甚至不知道这位小伙子是谁，我和年轻人有代沟。"这时年轻观众大声喊道："是大卫·埃塞克斯①（David Essex）！""是流行明星吗？"沃尔夫还是不知道。

　　并不是所有来自大脑的信息都表现得很明显，沃尔夫解释说，我们情绪状态的很多外在表现看似与一般的身体活动并无二致。"要知道，当人们兴奋、恐惧或快乐时，心跳就会加速；尴尬时会脸红，因为皮下血管不用付出热量损耗就能扩张；恐惧时则会瑟瑟发抖……大量生理信号源自情绪的刺激，而非源自当下的生理需求。"他开玩笑说："真的，我想与你们一起做个实验，来论证一下真假。"

---

① 英国摇滚明星。

他拿起水桶，将桶里的东西抛向前排的观众。

观众们都笑了，看似飞出来一片水花，但实际上不过就是聚苯乙烯①而已。即便如此，通过慢镜头回放，也能清楚看到前排观众仓皇躲避的窘态。沃尔夫说，这些都属于无意识的条件反射。"人体会不受控制地做出很多反应。"

沃尔夫说，在应激情况下，只有极少数人对此毫无反应——这种群体又叫无反应者。"我知道美国有些宇航员就是因为具备这项能力而被选中，就算有人悄悄溜到他们背后开枪，他们都不会转头看看。"（太空中身体会发生什么变化呢？沃尔夫对此尤为感兴趣。在举办圣诞讲座的同年，他还成为欧洲航天局的荣誉成员。）

沃尔夫想看看面对压力时人们有何无意识反应，这样可以更好地理解人脑，因此他冒险进行了一次尝试。"我

---

① 聚苯乙烯（Polystyrene），无色透明的热塑性塑料。经常用来制作各种需要承受开水的温度的一次性容器，以及一次性泡沫饭盒等。

们有一位名叫苏珊的志愿者，非常勇敢，现在要与我合作，束 场注定要失败的实验。"他说，"接下来我要对苏珊进行相当严厉的审问，她已经接入类似测谎仪的设备。"

当我们撒谎时，心跳会加快，这在大多数人身上都得到了验证，因此苏珊被接好了心电图，记录她的心率。沃尔夫解释说，我们的皮肤也会泄密。皮肤是很好的绝缘体，所以通常情况下电阻很高。汗孔又称汗腺，当我们出汗时，汗腺里都是盐分，电流更容易通过。因此皮肤的电阻反应与心理状态密切相关。

苏珊从一副扑克牌中选了一张牌，将其展示给观众，然后面对接二连三的问题，大部分时间她必须得回答"不是"，在压力之下，她表现得极为淡定。沃尔夫说："在我看来，对于任何审问，苏珊都应对自如。所以我会把她推荐给欧洲太空项目。"只有一次苏珊心率变缓，这就说明她回答问题时屏住了呼吸，很可能在撒谎。

这类信号瞬间就暴露了我们的情绪状态，但另外一些关于性格的信号更加稳定，这正是接下来沃尔夫要揭示的内容。"一直以来，我都对人脸及其发出的信息很感兴趣。"

令沃尔夫着迷的，是人类貌似与生俱来的识别面部表情的本能。例如，是什么因素导致一个人面部表现出惊讶，而另一个人一脸困惑？他说："我们能识别某种模式，但从来搞不清楚这种人脸拼图游戏到底包含了哪些东西。"

面部表情只是非言语交流形式之一，我们也可以从语调、身势语等获取类似的信号。沃尔夫认为，如果能够了解我们是怎么发出这类信号的，未来在医学领域会非常有用。他说："在我的职业生涯中，大部分时间都在设计、改进或制造从简单到复杂的各种医用测量仪器。"然而相当大一部分医学专业知识似乎都来源于预感或直觉。"这意味着大量病人信息并非来自测量仪器，而是以某种方式被有经验的人通过'触手'捕捉过来的，这些'触手'存在的目的就是为了搜索信息。"只有知道接收的信号到底是什么，你才能发明搜寻信号的仪器，进而抓住这种直觉。"在思考这个问题时，我开始对一类人感兴趣，可能他们更清楚怎样破解密码。这类人会是谁呢？"沃尔夫问道。

漫画家就属于这类人。凭借简洁至极的线条，他们就可以归纳提炼出某个人物的性格和情绪；改动寥寥数笔，他们就能改变或控制人物的表情。"所以，从某种程度上说，这个群体已经破译了密码，因为他们很可能知道如何编码。"

还有一个群体看似不可能，却已经毫不费力地掌握了非言语交际的能力。到目前为止，所有观看讲座的人一定注意到了，剧院里许多孩子抱着的，座位上一排排坐着的，都是大大小小形状各异的泰迪熊。现在我们知道原因了。沃尔夫承认："我不是漫画家，所以没办法独自完成这项研究，但我对泰迪熊是真爱。现在给你们看一两张幻灯片。"

和其他卡通人物一样，泰迪熊也有表情与个性，但是其轮廓简单，特点突出。沃尔夫放了一页泰迪熊的幻灯片，开始对每个泰迪熊的特点进行辛辣的点评，把观众们都逗乐了。用沃尔夫的话来说，一只看似神情严肃的泰迪熊好像是"一位来自边城小镇的屠夫高手"，而另一只泰迪熊看似有点天真，"没见过太多世面，智商堪忧"。

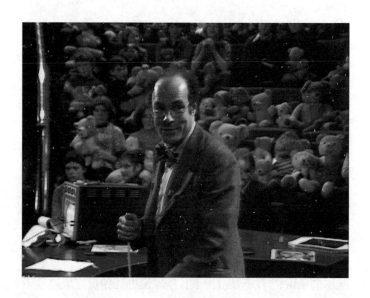

沃尔夫与泰迪熊听众

现在沃尔夫把目光转向了观众席上的泰迪熊。"我觉得这只泰迪熊爱喝杜松子酒，"他说道，"我能想象他到了酒吧，一只脚往吧台上一踩，开始滔滔不绝地讲述着他的印度见闻，迷倒众熊一片。"

沃尔夫对毛绒玩具感兴趣，这可能并不多见，但对人类破译面部表情的能力感兴趣的科学家，他并非首位。沃尔夫说："当年求学时，大概 17 岁那会儿，我无意中发现了弗朗西斯·高尔顿（Francis Galton）爵士写的一本书。他是达尔文的侄子，堪称一位全能的科学家。"

高尔顿想弄清楚，长相相似的人是否有共同的面部特征。为了回答这一问题，他拍了不同群体的照片——比如患肺结核（当时叫肺痨）的群体——将这些照片打印出来，让每张照片都部分曝光，每张脸都像画在描图纸上一样；然后他将这些照片摞起来，看看是否透出了某些共同特点。事实上，早在沃尔夫讲座前一百年，高尔顿本人也曾在同一地点，就这些"合成照片"开过讲座。

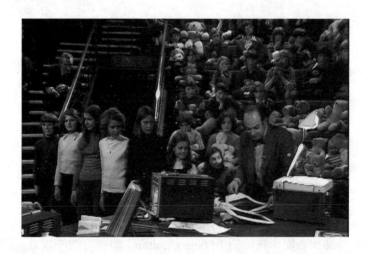

沃尔夫为观众席里的六个女孩制作了一张合成照片

圣诞讲座使沃尔夫有机会将自己的想法付诸实践，这让他兴奋不已。观众中有六个男孩和六个女孩提前一天来拍照，沃尔夫用灯光投影仪把孩子们的肖像一张接着一张地叠加在一起，做成一张合成照片，跟高尔顿的做法一样。最后这张照片就是皇家学会讲座小观众的"平均相貌"。"光看合成照片，我们还推断不出太多，不过也许在将来，我们可以重新拍照，看看'平均相貌'有何变化。"沃尔夫说，"我觉得很好玩，也许我们已经引发了一阵风潮，开始以四张照片的价钱来拍一张全家福了。"

这的确很好玩，但沃尔夫希望，这种合成图像能够提供一些有用的信息，让我们更加了解人们"解读面部"的隐形能力。例如，通过这些图像可知，我们为何要把选票投给这位政治家，而不是另一位政治家。沃尔夫对比了自己实验室做出来的两组案例——一组是当年工党的政治家，另一组是 20 世纪 50 年代保守党的政治家。把两张最终合成照片放在一起，"两党的确有明显差别，"他说，"而这种差别意味着什么，我不敢妄加猜测。但这两张照片也是'平均相貌'，是两党多位政治家的面部照片叠加而成的，或多或少都能透露出某些吸引选民的特点，不管是现在的选民，还是 50 年代的选民。"

讲座接近尾声时，沃尔夫还有一个重要的观点要说。

"这次讲座的目的到底是什么呢？这是一场轻松愉快的讲座，恰好也是我目前的一个爱好，因为我真心认为，若是能把非言语交流或旗语等信号理解得更加透彻，我们就有可能学会更好地为人处世。"

引自档案

在讲座开始之前，沃尔夫为这个系列的讲座拟定了一些可能用到的标题：

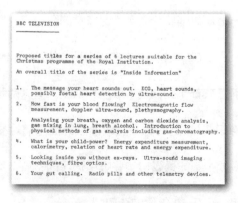

英国广播公司电视台（BBC）

第五章 藏不住的"谎"与"爱"

皇家学会圣诞讲座中 6 场系列讲座的建议标题如下：

该系列讲座的总标题是"内部信息"。

1. 心脏跳动发出的信息。心电图、心音、检测胎儿心脏的超声波。

2. 血液流动有多快？电磁流量测量、多普勒超声、体积描记术。

3. 分析你的呼吸、氧气和二氧化碳含量，肺部气体混合，酒精呼吸。介绍气相色谱法等气体分析的物理方法。

4. 什么是儿童力？能量消耗测量、量热法、心率和能量消耗之间的关系。

5. 不用 X 光检查内脏。超声成像技术、纤维光学。

6. 直觉召唤。无线电药丸和其他遥测设备。

原本沃尔夫担心，他的演示可能会用到一些大型设备。沃尔夫还给电视制作人卡尔·萨巴格（Karl Sabbagh）写信，想听听他的意见。沃尔夫还问到，他是不是得向讲座中计划使用的设备的发明者和租借方致谢（在最后一次讲座接近尾声时，他确实进行了长篇致辞，对他们表示感谢）。

随后英国皇家学会会长乔治·波特（George Porter）给沃尔夫回信，态度慷慨大方。波特保证，无论他需要什么，演讲助理比尔·科茨（Bill Coates）都能帮他实现。在回信中波特写道："别太担心演讲厅里的设备，就算你要几头大象，比尔·科茨都会想方设法把它们弄进来！"

CLINICAL RESEARCH CENTRE
Bioengineering Division
Watford Road, Harrow, Middlesex HA1 3UJ

Medical Research Council
in association with
Northwick Park Hospital
Management Committee

18th July, 1975

K. Sabbagh, Esq.,
Room 6008,
B.B.C.,
Kensington House,
Richmond Way,
London, W.14.

Dear Karl,

I am not really sure whether this letter should go to you or Sir George Porter.

I am now getting down to planning the details of the six Christmas lectures and I require guidance on a number of points.

    i) It is inevitable that I shall have to use gadgets and equipment which:

        a) have been invented by somebody other than myself and will be borrowed from the inventor,

and/or

        b) was actually being provided by courtesy of some third party.

Is it customary to include some mention of this in the credits associated with the programme to the effect that thanks are due to Mr. A for the loan of one piece of apparatus and firm B for another? Alternatively if individuals are concerned does one make reference to them during the lecture along the lines

     ..... this flowmeter designed by my colleague Dr. Wright .....?

    ii) Should I try and restrict myself to the use of apparatus and equipment which I can either provide myself, make myself, have made by the Royal Institution or beg or borrow, or is it permissible to use equipment which may have to be got into the Royal Institution at some expense? For instance if I wanted to demonstrate the imaging of internal structures by ultrasound this would involve quite a complex and large piece of equipment which we would almost certainly have to borrow from an appropriate manufacturer, and which would be quite troublesome to install in the Royal Institution.

          /Cont......

113

CHAPTER 6
第六章

你以为你以为的就是你以为的？

科林·布莱克莫尔爵士

Colin Blakemore

1982

.

感官是我们观察世界的窗口，但是这个窗口到底可

信不可信？通过这一系列讲座，我们将踏上一段奇妙的旅

程，进入我们的感官世界，沿途我们会看到哲学家和科学

家如何应对一个令人不安的发现：外面的世界常常与我们

脑海中的世界大相径庭。当这段旅程接近尾声时，我们会

探究一下大脑是怎样通过感官获取全部信息，并将信息转

化为意义丰富的感觉、视觉、触觉、味觉和听觉的，以上

这些都是我们头脑中有意识尝试的感官体验。

我们的故事要从 500 多年前说起。布莱克莫尔说:"15世纪末期,伟大的达·芬奇将目光转向了也许是科学界最尖锐的一个问题,即思维如何运作。"当时,人们普遍认为思维运作分为三个阶段。第一阶段感官收集信息,第二阶段和智力有关,第三阶段是形成记忆。每个阶段都发生在紧挨着的不同脑腔中。第一个阶段和眼睛相连,对感官认知进行分析,所以这一阶段叫作"常识"。

布莱克莫尔解释说:"是的,达·芬奇是一个革命者——他不喜欢服从于权威。"达·芬奇打算亲自做一个实验。他解剖了一个牛脑,用蜡填满脑腔,然后将脑组织剥离出来。

他的发现改变了世界。他看到来自感觉器官的神经直接与中腔相接,而中腔一般被认为和智力相关。布莱克莫尔说:"这就是我们现在为何用'常识'这个词来表示智力和理性思维。"然而，达·芬奇早就看出了端倪。布莱克莫尔说："我们的感官是很聪明的。我们对周围世界的理解都依赖于感官，也许只有感官能让人脑这台复杂机器的功能发挥到极致。"

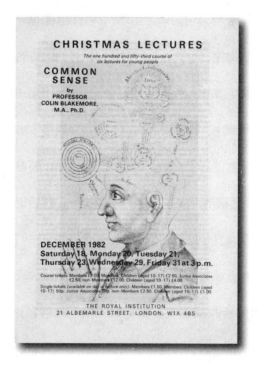

讲座通知（封面）

但是，这些令人难以置信的感官能力究竟是如何发展的呢？即使是简单的生物也需要感知周遭世界才能生存。为了证明这一点，布莱克莫尔播放了一部延时影片，影片中的幼苗随光源位置切换而左右摇摆。他解释说，这些简单的运动被称为生物向性运动。"也许感官的奇迹始于简单的生物向性，也就是基于对外部世界的认知的运动。"

当然，生物向性与我们复杂的感官系统还相差甚远，在感官系统中，大脑受到由复杂的神经网络传输而来的全身各处信息的狂轰滥炸。布莱克莫尔认为，随着多细胞生物体的体积不断增加，复杂性不断提升，其感觉器官会跟肌肉与身体其他部位相隔较远，甚至无法与它们进行直接交流，由此就需要一个媒介，"这个媒介就是神经系统"。

大脑接收感官发出的信息，然后对信息进行处理。为了证明这一点，布莱克莫尔请他的女儿索菲帮他做了一个简单的演示。布莱克莫尔用一张卡片遮住索菲的一只眼睛，用电视摄像头近距离放大另一只眼睛。在电视屏幕后面，布莱克莫尔用手电筒照了一下女儿的眼睛，每重复一次动作，观众都能看见另一只瞳孔如何缩小又放大。虽然光只照进了一只眼睛，但两只眼睛都有反应，这就证明是大脑在协调反应，而非眼睛在协调反应。

谈到视觉，布莱克莫尔讲述了感觉器官是多么敏感。"你们都经历过下列情形：走进一个黑暗的房间，最初你什么也看不到，但随着时间的推移，你能看到的东西越来越多，进入房间时根本料想不到自己能看清的模糊东西，现在也能看清了。"

视网膜上有成千上万个视杆细胞和视锥细胞，这些细胞都是视觉感受器，可以检测光波，然后将光波转化为电脉冲，以供大脑重构我们所看到的图像。（见第 31 页，哈特里奇 1926 年的讲座）我们之所以在黑暗中也能看得如此清楚，是因为视杆细胞非常敏感——灯光昏暗时就需要用到视杆细胞，这些细胞敏感到能检测到一个量子，即光的最小物理单位。"因此，人眼的极限似乎只涉及物理学，而非生物学。"

布莱克莫尔解释说，尽管我们的感觉器官异常敏锐，但感官信号都需要发送到大脑，这正是生物学的限制。"你看，不管生物学多么擅长设计检测仪器，却不擅长设计电缆。"但是，人的神经不能像电缆那样改变信号的电压，"只能传输脉冲，脉冲大小始终是一样的"。为了发出更强的信号，必须沿着神经纤维发出一波脉冲，由此放慢了整个神经系统的运作速度。神经纤维的这一特性最终限制了感觉器官的功能。

科林·布莱克莫尔爵士（1944~）

布莱克莫尔出生于埃文河畔的斯特拉特福镇，曾在剑桥大学学医，并在加州大学伯克利分

校拿到了光学博士学位。他曾在剑桥医学院和牛津医学院工作，近些年先是在伦敦大学高等研究院担任神经科学和哲学教授，后于2019年成为香港城市大学杨建文神经科学讲座教授。布莱克莫尔的研究主要集中于视觉和大脑发育方面，尤其是大脑的可塑性，即脑细胞如何随环境变化而自我重组。他曾担任过许多要职，如英国医学研究理事会首席执行官，英国皇家学会和中国工程院等12个科学院的院士等。

接下来，布莱克莫尔继续展示了各种感官信号是怎样被大脑整合的。他热情地介绍了下一位嘉宾迈克尔·布罗德本特（Michael Broadbent），他以其敏锐的味觉而闻名，是"英国最知名的葡萄酒大师之一"。随意挑一瓶红酒让他闭眼品尝，他都可以极为精准地描述味道，确定无误地说出红酒的年份以及葡萄的品种，甚至还能指出酒庄的位置。然而，在揭秘真相之前，讲座上的这款红酒可让布罗德本特犯了迷糊。这实际上是一种着了色的白葡萄酒。布莱克莫尔坦白道："我们是故意的，因为我们想证明色彩也能决定味觉的总体判断。"（现在我们更加了解大脑是怎样将多种感官信息同时综合在一起，从而给我们提供了不同的感官体验。简单举几个例子，听高昂的音乐可以使食物尝起来味道更浓郁；某些颜色跟甜味相关；同样的食物用重些的碗盛放，味道似乎更醇厚可口。）

　　除了我们都知道的几种感官知觉外，布莱克莫尔还介绍了一种不太为人所知的感官知觉，这种能力让我们通过重力了解自己的位置，通过身体其他部位了解各个部位的位置，这就是所谓的本体感受。为了展示给大家看，布莱克莫尔借助了以前的演示（1926 年希尔做过同样的演示，用的是视频而非活生生的动物；见第 17 页），但嘉宾是一只唤作乔治的虎斑猫。"众所周知，猫最擅长四脚着地"，布莱克莫尔说，"现在我要把乔治倒过来，希望它也能化险为夷。大家看好了！"他开始倒计时，然后就把猫丢到了泡沫垫上，观众们紧张地屏住了呼吸。当然，乔治正确落地，身子朝上。布莱克莫尔又重复了一次，这次他把灯关掉了，全程用红外摄像机拍摄。镜头以慢动作回放时，可以看到猫在即将落地时旋转身体，再一次四脚着地。因为猫是在完全黑暗的环境中完成这个动作的，所以它肯定利用了身体平衡器官发出的信息。

我们对空间位置的了解主要依赖于内耳中充有液体的三根小管，它们构成了所谓的前庭器官。当我们四处走动时，液体会推动并弯曲纤毛细胞，这些纤毛细胞会向大脑发送信号，更新我们的位置信息，让我们保持平衡和站立，就像虎斑猫乔治那样。

当人快速旋转然后突然停下来时，整个系统就会宕

机。这是一种再熟悉不过的场景，观众可能不需要别人演
示，但当布莱克莫尔让长女莎拉·简（Sarah Jane）坐到
呼啸旋转的转椅上，然后莎拉·简跟跄地扑到父亲怀里，
无法直走时，观众们还是哈哈大笑了起来。有一种聪明的
办法可以避免这一问题，正如布莱克莫尔下一位嘉宾所展
现的那样。一位身穿芭蕾舞裙的舞者转着圈进了演讲大
厅，吸引了所有人的目光。布莱克莫尔问道，为什么她在
旋转后不会摔倒？人场时的慢动作拍摄泄露了舞蹈演员保
持平衡的秘诀。每次一转身，舞蹈演员都会先保持头部岿
然不动，正视前方，只转动身体。紧接着在最后一刻，突
然转过头来。旋转后我们会感到头晕，因为有那么一会儿
耳朵里的液体会继续晃动。布莱克莫尔解释说："这种舞
蹈技术叫作'定点'，有助于避免耳内的平衡器官因持续
旋转所产生的这种干扰。"（除了注意旋转时要将头部运动
降到最低之外，后来的研究还表明，芭蕾舞演员的大脑已

经适应了各种旋转，所以感到不那么眩晕。）

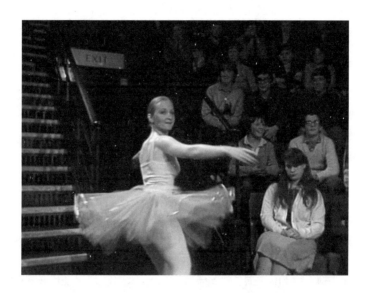

一位芭蕾舞演员示范了如何避免眩晕

即使感觉器官再智能，没有大脑的会意，感觉器官捕获的信息也是毫无意义的，而大脑如何完成这种壮举呢？这是布莱克莫尔系列讲座的最后一个主题。"在进化过程中，大脑一开始可能只是一种非常简单的感官与肌肉之间的连接形式，但大脑后来的进化突飞猛进——它超越

127

感官，成为一种神奇的工具。"

要理解大脑是怎样阐释感官知觉的，新技术可以帮忙解惑。布莱克莫尔展示了一个"非常现代"的方法——正电子发射断层扫描仪。有了它，当各种感官受到刺激时，神经学家就能看到大脑哪个区域处于活跃状态，由此我们就可以创建大脑表面脉络图，显示出哪一部分的感官数据正在加工处理中。

脑部脉络图会因物种差异而大相径庭。人类的指尖和嘴唇上分布了很多神经末梢，所以大脑常被这些部位的信号狂轰滥炸，负责处理这些高敏感度部位信号的大脑区域要比负责低敏感度部位（如上臂）的大脑区域大得多。

至于布莱克莫尔的下一位嘉宾，则完全是另一番景象。这位嘉宾登台前一直待在舞台一侧，我们还能听到些许尖利的叫声，直到讲座助理把它抱出来。原来是只来自伦敦动物园的小猪崽，观众能看到小猪鼻子的特写镜头，镜头里的小猪鼻子不停地抽动着。小猪抽动鼻子，探索周边环境，这与我们人类用手指发现世界有异曲同工之妙，因为小猪鼻子上布满了神经纤维。

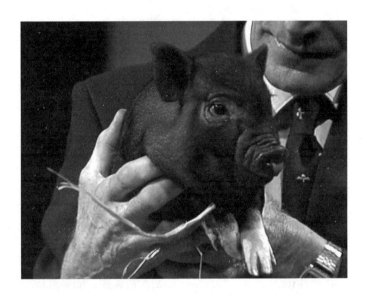

猪鼻子就像我们的指尖一样，密布着神经纤维

布莱克莫尔说，实际上，研究猪脑让他们发现了"一幅惊人的图景"。他说，除了鼻子以外，"其他身体部位在猪脑中几乎没有任何呈现。因此，每种动物都有自己的感

官地图，依据重要程度对感官信息进行取舍。"

这一活动模式是怎样创造出感知的呢？布莱克莫尔认为，这要归功于脑部神经细胞。"正是这些神经细胞构成了脑部地图，阐释它们接收到的信号，所以成为产生感知的要素。"

布莱克莫尔说："神经细胞能让人们理智行事。"但是大脑不仅仅是各部分的简单相加。（我们会在苏珊·格林菲尔德的讲座中再次论述这一观点；详见第148页）而且，我们的体验并不总是与大脑接收到的信息相匹配。

勒内·笛卡尔（René Descartes）是17世纪最早意识到这一点的人之一，他做了一场创新性实验，能够直接观察到眼内的成像。布莱克莫尔说："他取出一只牛眼，在眼球后挖了一个小洞，用纸盖住，再把它放到灯光下，眼睛后面的小洞就在纸上形成了他房内摆设的微型倒置图像。"

笛卡尔发现我们看到的图像实际上是倒置的（随后

大脑将图像正过来),在笛卡尔看来,感官知觉并不可信。相反,他提出了"我思故我在"(Cogito, ergo sum)。布莱克莫尔认为,笛卡尔要说的是:"我唯一知道且确定的是:我是以思考者的形式而存在的。所以,我应该拒收感官发出的信息。"

为了验证感官知觉多么不靠谱,布莱克莫尔要求在场的每位观众都遮住一只眼。布莱克莫尔问道:"你们知道眼球的一边有个大大的盲点吗?约有一拳之大,但是你们从未见过。"这个盲点是由视网膜,又称视神经盘区域造成的,该区域汇聚着眼睛内所有的神经和血管,但没有光接受器。"大脑以某种方式填补了信息的遗漏之处,因为大脑也期待世界是完整的。"(在 1946 年的讲座中,哈特里奇也为观众揭示了这种盲点;详见第 32 页)

这只是我们对世界的众多内在期待之一,正是因为有了这些期待,大脑才为我们制造出了流畅的感官体验,尽管它接收的信息问题很多。布莱克莫尔说，这些内在期待与我们的感官知觉相结合，由此"我们只需要接收少量来自感官的信息，就可以形成正确的认知"。

另一个例子与时间相关。当大脑接收到来自感官的信息时，实际上这些信息就已经过时了。布莱克莫尔指出："我们生活的世界滞后于真实世界。"所以，大脑必须考虑到延迟，学会预判，提前采取行动。一位年轻志愿者洛伦佐运用手指紧跟钟摆小球的实验证明了这一点。当布莱克莫尔毫无规律地移动小球时，洛伦佐完全没办法跟上。但是，当钟摆小球规律地摆动时，洛伦佐能用手指准确追踪小球，因为他的大脑能轻而易举地追踪到小球的走向。"洛伦佐的大脑在几分之一秒内就能计算出可预测的运动，所以他可以克服自己大脑中的延迟。"

我们的大脑是否习得了或者生来就内置了对世界的期待，这是布莱克莫尔的研究兴趣之一。他说，哪怕是婴儿也能用眼睛追踪物体，所以有些期待肯定是与生俱来的。但是与其他动物一样，人类也可以习得新的期待。

为了证明这一点，工作人员在桌子上放了一个盒子。当发现盒子里竟然是六只小鸡仔时，观众们立刻一片欢腾。"这里有几只前几天皇家学会刚孵化出的小鸡。"布莱克莫尔说。问题是小鸡还没有鸡妈妈，所以他呼吁观众们帮忙找一只过来。

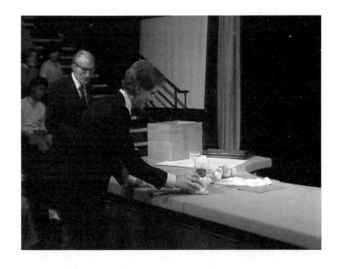

布莱克莫尔用刚孵化的小鸡展示什么是"印记"

布莱克莫尔招呼他的小女儿杰西卡抱着一只玩具鸭子走到桌前。这时布莱克莫尔发现玩具鸭子里没有电池（后来才知道是他的大女儿想让妹妹杰西卡关键时刻掉链子，所以把电池拿掉了），观众们哄堂大笑。布莱克莫尔亲自把玩具鸭子拿到了桌子上，小鸡们迫不及待地跟了过来。布莱克莫尔解释说，这些小鸡是在玩具鸭子的陪伴下长大的。"小鸡们的脑瓜里都会留下印象，认为玩具鸭子就是自己的妈妈。"

布莱克莫尔在讲座接近尾声时说："动物的感官系统取决于它们对世界的期待。有些期待是动物生来就具备的，有些是后天习得的。而人类作为地球上最聪明的动物，可以在有生之年不断快速习得各种感官知觉。"

科林·布莱克莫尔的话：

在筹备讲座期间，最令我记忆犹新的是夏天到瑞士洛桑大学工作时的那段经历。当时已值九月份，我还没开始为讲座做准备工作。

由于某种原因，我所住的公寓电话坏了。于是，我就到外面探个究竟，后来发现有个技术员正在修理高架电缆。当我和他说话时，他正在监控电话线，然后他说："天哪，有一通电话是打给你的。"于是，我爬到洛桑大学的电线杆上，接通了乔治·波特（当时他还在担任皇家学会会长）的电话。

乔治·波特温文尔雅，慎重严谨，但对于我是否正在筹备讲座之事，他明显有点慌乱。我记得我在想："我该怎么办才能拖延时间？"他问我有什么需要帮忙的，比如在实验准备方面。因此，我想：好吧，这也是一次良机，只要我抛出几个异想天开的想法，让他们白忙活几周，这样一来我就可以专心准备讲座了。

所以我说："是的，乔治，我想要一条电鳗，一位芭蕾舞蹈演员和一只嗅觉灵敏的探犬。"本以为他会撂下电话，几周后再回电，结果他却说请稍等片刻。大约十分钟后，他就回电了："好了，您要的这些东西我们都备好了，还需要其他东西吗？"

这就有点让人惶恐了，我只好坦言相告："乔治，只要我能写出来点什么或者准备些什么，都会非常有用的。"接下来就是一场忙乱的"战斗"，但这正是我个人的工作方式。

引自档案

在讲座开始的前几个月，布莱克莫尔给电视制作人写信，概述了六次讲座的内容与要点，强调大脑能够"不可思议"地创造出"比原始感官数据更为丰富的感知"，并列出了感官分析受限的几种情况，见下图。

and the radiation emitted by our own sun. Deep-sea fish (which are sensitive only to the deep blue part of the spectrum) provide another nice example. Furthermore, there are many nice instances of the way in which sense organs are ultimately restricted in their performance by the physical properties of the radiation that they detect. For instance, there is now good evidence from both perceptual and physiological experiments that the threshold for detection of light by the human eye is limited by the quantal nature of light: individual photoreceptors can produce detectable responses for the absorption of single quanta. In the same way, the threshold for the human ear is probably determined by the limits imposed by Brownian motion in the membrane supporting the receptor cells inside the cochlea. In olfaction too, we are sensitive to the arrival of a very small number of molecules per minute of certain extremely odorous substances.

So, one major emphasis in the lectures will be on the restricted nature of sensory analysis, but on the other hand, I should have to emphasise the way in which this very limited information is used almost magically by the brain to create perceptions which are in a way much richer than the sensory data on which they are based. That richness must, of course, be provided in part by central analysis in the brain which is influenced by memory of past experiences, by genetically constrained mechanisms and by previous learning and developmental modification. The discussion of this theme will give me lots of opportunity to show nice demonstrations of perceptual phenomena of course.

Finally, I don't want to fall into the trap (as I said before) of dealing with each sense organ alone and in turn. I want to discuss the relationships between the senses and the way that they collaborate with each other despite enormous physical and logical difficulty in such collaboration providing an integrated view of the world. I should, for instance, discuss the relationship between vision and touch (that raises all sorts of interesting philosophical questions which I think should not be impossible to explain to school-children). Another nice example is provided by the integration of auditory and visual information to build up a single picture of the spatial relationships between objects in the world. I should talk about experiments on adaptation to disturbances of the relationship between different senses. For instance, it is very easy to demonstrate rapid adaptation to the wearing of a prism which displaces the visual field by a few degrees.

I hope that you will agree that although some of the particular discussion must obviously overlap that in certain of The Brain programmes, never-theless the general organization of the Christmas Lectures that I propose is really rather different. I feel sure that with adequate consultation between us, we can arrive at a format that will minimise the duplication of material and yet will be entertaining. I hope that you agree.

Yours ever

Colin

Colin Blakemore

copy to Sir George Porter

CHAPTER 7
第七章

漫游脑海深处

苏珊·格林菲尔德男爵夫人

Baraness Susan Greenfield

1994

本系列讲座开创了许多先例。在长达170年的圣诞讲座历史上，这不仅是首次由女性主讲，也是首次完全以大脑为主题。格林菲德尔带领我们进行了一场奇妙的探索，尝试了解这些脑组织到底如何造就人类。因此，她先展示了大脑的组织结构，接着问了一些关键问题，这些问题的答案可不简单。

"我们即将开启一段旅程。"格林菲尔德开始讲道，其周围是一些放在营养液中的大脑标本和头部模型。但这不是一场普通的旅行，"虽然你可以在这个演播厅中完成此次旅行，但实际上这次旅行比登月还要难，因为我们得进入大脑，探索大脑是如何运转的。"

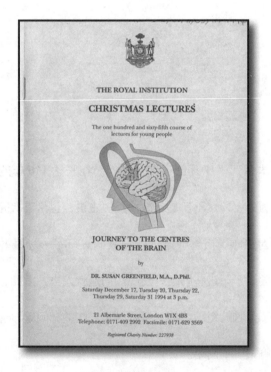

讲座通知（封面）

　　此行第一站，我们来到了 19 世纪中期的北美。有一位叫菲尼亚斯·盖奇（Phineas Gage）的年轻人正在这里的一支工程队里修铁路。当他用大铁夯把炸药推进一个洞里的时候，由于炸药提前爆炸，一根钢棍刺穿了他的头盖骨。"听到这儿，你或许认为菲尼亚斯被炸成了碎片，但事实并非如此。"格林菲尔德边说边将一根钢棍对着自己的脑袋，模拟这一场景。令人震惊的是，盖奇醒来后，"虽然头上插着根钢棍"，但身体和以前相比并无二致。

　　然而，随着时间的推移，他的性格发生了很大的改变。过去的他沉静有礼，如今却脾气暴躁，满嘴脏话。正如格林菲尔德所说，盖奇成了一个"火爆脾气、让人讨厌的人"。接下来，格林菲尔德从浸泡液中取出一颗真实的人脑，为我们揭开了这一怪事背后的秘密，这成为神经系统科学历史上一个标志性事件，证实了"这堆看似简单的大脑组织操控着你的品格和个性"。

这就是格林菲尔德演讲的核心内容：大脑如何塑造我们自身。她说："大脑就是人的本质。在本系列讲座中，我们要探究一下，这种个性以及人的特殊性到底是怎么形成的。"

为此，格林菲尔德首先考虑的是大脑的工作原理。我们也了解了它内部的一些组织结构，不同的区域看起来截然不同，比如大脑表面布满褶皱（大脑皮层），还有大脑后部呈菜花状的小脑，这说明每一区域都有截然不同的功能。

放大后，观众能看到大脑的电子显微图。在一堆看起来像交相缠绕的金属丝的东西中，有一个个深色的小圆球。这就是大脑最基本的组成部分，称之为神经元细胞，其连接十分繁杂。格林菲尔德说道："看起来就像一片真实的丛林。"

为进一步地展示大脑令人惊讶的复杂程度，格林菲尔德将其比作世界上最大的森林——亚马孙雨林。亚马孙雨林有 1000 亿棵树，正好对应上大脑里神经元的数量。（不过，顺便一提，自从这些讲座举办以来，亚马孙雨林估算的树木数量也在激增）每一个神经元会向另一个神经元发送 1 到 10 万个连接。格林菲尔德补充道，如果想数清楚大脑皮层所有的连接，需要花费 3200 万年的时间（以每秒一个的速度去数）。

并非所有动物都有如此复杂的大脑，在进一步讨论这些细胞如何交流之前，借助一些动物园里活生生的动物，格林菲尔德展示了大脑如何巧妙地适应环境。她和观众似乎都被第一个出场的大蟒蛇吸引住了，她热情地抚摸着它，同时解释道，它的大脑小且平滑，其中包含了一个专门负责嗅觉的超大区域。

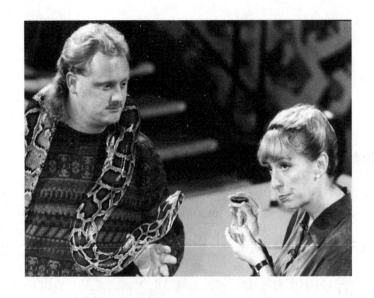

格林菲尔德在一条活蟒旁边举起蛇脑标本

　　下一位出场嘉宾是一只名叫麦克斯的猫头鹰，它的大脑比蛇还大，但不如随后出场的动物。当看到一只青面獠牙、大红鼻子的怪异山魈走上舞台时，观众们都倒吸了一口冷气。格林菲尔德一边给它递香蕉，一边指出相比前几只动物，这类灵长类动物与人类的关系更密切，对周围环境更感兴趣，且更有领地意识。从它的大脑就能看出来，她说着拿起了一颗黑猩猩的大脑标本（与山魈大脑的大小十分相似），其大脑表层有着深深的褶皱。这些褶皱在大脑的外层，也就是大脑皮层，它对灵长类动物的智力至关重要，因为它让大脑拥有更大的表层面积，这意味着它能装下数十亿个神经元。

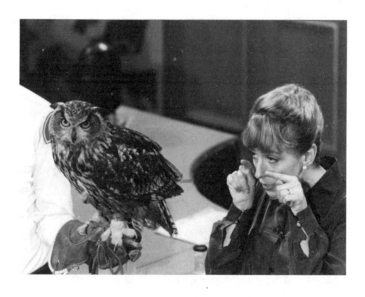

演讲人正在介绍猫头鹰麦克斯

下一个讲座的主题是：这些神经元是如何开展工作
的。格林菲尔德一开始就质疑了大脑的两个常见隐喻。由
于大脑有电子线路和有序模块，常常被比作一台电脑。它
也经常被比作是一个沸腾的、冒泡的、充满化学物质的大
锅，施展着神秘的魔法。到底哪个比喻真实地反映了大
脑的本质呢？她承认，这个问题困扰了神经学家一个多
世纪。

正如电脑一样，大脑也依赖于电流。为了证明这一
重要原理，他们将一个巨型大脑细胞模型带进了剧院。可
以看到，细胞有一些分支，称为"树突"（来自希腊语中
的"树"一词），细胞通过树突接收来自邻近细胞的电子
信息。格林菲尔德解释道，在静止状态下，这些细胞含有
带电的钾离子，而外层则是带电的钠离子。如果足够多的
邻近细胞向该细胞的树突发送信号，则代表着"要出事儿
了"。钠离子涌进细胞，而钾离子涌出细胞，引起电压变

化，其强度足以释放出电子信号。该信号将沿着细胞主体，传至周围细胞。

但该模型暴露了一个新的问题。每个脑细胞之间都有一个称为突触的间隙。格林菲尔德说："这就好比把车开到没有海底隧道的海里去，除非你的车能在水上行驶，否则就大事不好了。"

如何跨越这一障碍，下一位嘉宾给出了线索。在大英博物馆工作的拉塞尔（Russell）拿着亚马孙猎人用过的箭筒走了过来。"这条线索非常、非常、非常危险。"格林菲尔德警告，千万不要触碰这些箭。"尽管这些箭已经有三十多年的历史了，但它们的毒性仍然很强，除了拉塞尔，没有人可以接触。在皇家学会，我们把它们锁进了保险箱。"

这些毒箭是从一只 8 英尺长的吹箭筒里发射出来的，可以瞬间让受袭的倒霉蛋瘫痪。这充分证明，除了电，化学物质也可以干扰神经系统。格林菲尔德解释说，现在我们知道，这正是神经细胞的沟通方式。当电子信号到达突触时，就会触发并释放特定的化学物质。这些物质穿越间隙并将信息传递给下一个细胞，"有点像你来到河边上了一艘船"。

因此，大脑既是一台电脑，又是一口化学锅。虽然看起来可能过于复杂，但却具备了一个巨大的优势。电子信号都是一样的，但通过化学物质，我们可以改变从一个细胞传递到另一个细胞的信息类型。这对于大脑如何塑造我们自身这一大问题来说，是至关重要的。格林菲尔德说，通过改变大脑用于交流的化学物质的数量和类型，人类便自动拥有一个内置的独特系统，"这是一个可以适应、变通、学习和记忆的系统，但因人而异。正是这种差异让我们成为自己，而非他人。"这是塑造人类个性的关键。"我们既有电脑的精确性，又有化学锅的多样性和丰富性，通过这种组合，我们成为独一无二的人。"

但这种大脑的化学反应并不是塑造我们独特性格的唯一因素。像我们的人格一样，大脑随着我们年龄的增长而发展。人类婴儿依赖期的时间比其他动物的要长，这也是有原因的。格林菲尔德说，刚出生时，人类大脑与黑猩猩大脑体积相同，约为 350 立方厘米，但人类大脑继续以令人难以置信的每分钟 25 万神经元的速度生长。她补充说，要是出生时就形成充分发育的大脑，人类孕期就得持续 21 个月，头部会大到没办法从产道出来。

出生一年后，我们的神经元已经开始建立起稳固的连接，上面覆盖着保护层，以帮助它们协调复杂的活动。为了展示其灵敏度，格林菲尔德请来了一岁小孩塞巴斯蒂安，他捡起一颗聪明豆（Smarties，一种糖果），迅速放到嘴巴里，观众见此不禁莞尔。

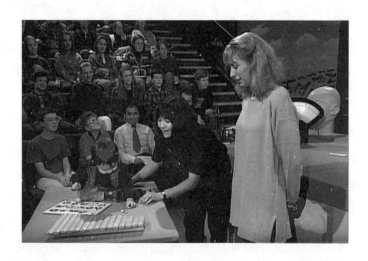

一岁的塞巴斯蒂安在演播室

拿起一个塑化大脑模型，格林菲尔德思考了另一个似乎在我们童年时便出现的个性问题：男性和女性大脑之间的差异。性别早在婴儿在子宫内第九周时就已经确定，但我们却很难通过观察格林菲尔德手中的大脑模型来确认其主人的性别。（这里确实存在一些区别，例如男性一般要比女性体格更强壮一些，所以他们的大脑通常也会更大。）

格林菲尔德说，但女孩和男孩的确常常表现出不同的态度。她播放了一段视频，视频中孩子们回答了一些问题，比如他们喜欢什么玩具，长大后想做什么工作。不出所料，和大家的刻板印象一样，男孩们不喜欢玩娃娃，但渴望成为一名火车司机；而女孩们则喜欢扮演家庭角色。当然，这些不同的态度从何而来，目前仍有很大争议。（尽管人们认为文化发挥了很大作用，和性别之间不同的生物学差异也有关系，但争议一直持续到今天。）

　　接近成年时，我们的大脑已经发生了一系列惊人的变化。格林菲尔德认为，这种变化不是建立新的连接，"相反，建立连接的能力从 2 岁开始减弱，到 16 岁时完全丧失"。你或许觉得这是一个坏消息，毕竟，16 岁时你会失去大脑中一半的连接，她补充说。但这其实是一个根据经验塑造我们大脑的关键过程。大脑在童年早期建立大量的连接后，会加强常用的一些连接和回路，剪掉无用的连接和回路。这对发展技能，比如学习语言或运动至关重要

（这也是为什么过了童年时期后，要想自然地学会某种新的口音更加困难），因为我们每个人都留下了最有用、最重要的脑回路，来适应生活的需求。

格林菲尔德说："把你手头的事儿稍微变一变，这种举手之劳实际上也可以改变大脑中的连接。"为了在现实生活中证明这个想法，两个大玻璃箱被推上了讲台，每个箱子都是一只老鼠的窝。一个老鼠窝里只有锯末，另一个老鼠窝里则是一个装满新奇玩具和镜子的游乐园。格林菲尔德解释说，只是环境的不同就改变了第二只老鼠的大脑：它的大脑神经元连接数量是邻居的两倍多。莫非就是这样通过剪掉无用的连接，经验才塑造了独特个性？

格林菲尔德说，对个性的探索是"大脑研究中最难的问题之一"。仅仅通过观察大脑，我们难以对其主人"一览无余"，无法得知"他是否喜欢听音乐或者在乡下散步，是否心地善良，是否诙谐幽默……"

除了大脑之外，有更多相似之处的两个人或许可以给我们提供一些线索，因此，格林菲尔德邀请同卵双胞胎多米尼克和约书亚上台。尽管他们的基因和成长经历相同，但当格林菲尔德问到他们最早的记忆时，却得到了截然不同的答案。格林菲尔德问："如果追溯并研究人的记忆，是否可能成为一条研究个性的路径呢？"毕竟，记忆记录经历，并在大脑中构建经历。

在揭秘记忆如何影响我们的身份方面，有一个人可能贡献得比任何人都多。格林菲尔德讲述了一个当时科学家称为 HM 的人的传奇故事［这是当时科学案例研究的标准做法，以保护隐私。直到他 2008 年去世后，其全名亨利·莫莱森（Henry Molaison）才为公众所知］。

莫莱森患有严重的癫痫。20 世纪 50 年代中期，27岁的他接受了实验性的脑部手术，试图消解这一病症。格林菲尔德解释说，在这场大胆的手术中，他的两侧大脑都被切除了。"但你可能会惊讶地发现，这个手术从此被禁停了，因为它带来的后果太可怕了。当 HM 从手术中恢复过来时，他竟然失去了记忆。"

苏珊·格林菲尔德男爵夫人（1950~）

格林菲尔德 1950 年出生于伦敦，父亲是一位电工技师，母亲为一名舞蹈演员。她是家族中第一个上大学的孩子。在攻读神经化学的博士学位之前，曾在牛津大学学习心理学，后在牛津大学、巴黎法兰西学院（the College de France Paris）和纽约大学医学中心（NYU Medical Center New York）都开展过研究工作。她的研究方向包括大脑和意识方面的疾病以及我们与技术的关系。1998 年至 2010 年，任英国皇家学会理事，并在 2001 年成为终身贵族。2010

年因在公众科普方面做出的努力而获得英国二等
勋位爵士。

　　虽然莫莱森能记得手术前发生的事情，但无法形成
新的记忆。他的大脑无法储存任何信息，这就如同每一天
所做的一切都是崭新的。"想象一下，真正被困在当下是
什么样的感觉。"格林菲尔德说。

　　这种怪异的现象让莫莱森成为无数学者研究的对象，
他可能是大脑研究中最重要的病人。我们现在可以开始
回答的一个问题是记忆在大脑中储存的位置。格林菲尔
德说："人们很容易把记忆想象成自家屋顶上的某个阁楼，
那里存放了很多文件，你可以随时进行检索。但我们知道，
大脑是一个庞大且复杂的细胞和网络的聚合体。在脑细胞
丛林里，记忆仓库在哪里呢？"

　　莫莱森的手术破坏了位于大脑两侧的海马体（两个海

马形状的脑叶），这表明这两个脑叶对记忆形成有所影响。
（而且我们现在有大量的其他证据表明它们的确影响了记
忆的形成，特别是将短期记忆转换为长期记忆的过程，也
影响了帮助人们识别方向的空间记忆。）

但是，其他大脑区域也会影响记忆，因为根据对同
样患有记忆障碍的酗酒者的研究表明，他们大脑的其他部
分也受到了损伤。格林菲尔德总结说，与其说存储记忆是
建立一个仓库的过程，不如说是大脑许多区域共同合作的
过程。

一个略显血腥的实验为这个问题提供了更多的线索。
脑部手术可以在人们清醒的情况下进行（大脑没有痛觉，
所以实际上并不会疼）。20 世纪 50 年代，一位名叫怀尔
德·彭菲尔德（Wilder Penfield）的外科医生利用病人在
手术过程中暴露出来的大脑，用电刺激了数百名病人的大
脑表面，观察他们的意识状态是否有变化。格林菲尔德说：

"多次电刺激试验中出现了有趣的现象。"当这位外科医生将电流通过大脑中被称为颞叶皮层的部分时,"手术中的大脑,突然有了生动的记忆"。

然而,大脑并不像仓库那样运转,因为记忆是不一致的:有时,同一个大脑区域受到刺激,却产生了截然不同的记忆;有时,刺激大脑皮层的不同区域,却又出现了同样的记忆。格林菲尔德说,这就好比你到阁楼上找一份文件,每次都在同一地点找到不同的文件,或是在几个地方同时找到相同的文件。一种解释是,记忆并非储存在单独的神经元,实际上应该是储存在脑细胞回路中。这样一来,你可能会激活同一回路上的不同神经元,并触发相同记忆,这和彭菲尔德实验中出现的情况一样。

格林菲尔德将其注意力从记忆是从何处产生的,转移到记忆是如何储存的。她讲述了一个关于两只同卵双生小猫的经典实验,其中一只小猫学会了举起前爪。虽然有些遗憾无法亲眼看到这一实验，但观众们看到了两只猫突触之间的连接图。在学会举爪的这只小猫的脑区里，由于接受过训练，它拥有更多脑细胞之间的连接。格林菲尔德解释说，当一个神经元反复地向相邻的神经元发射释放信号时，其间隙不断释放化学物质，这几乎永久性地改变了细胞结构。我们的经验通过剪掉不经常使用的连接来塑造我们的大脑，同样，这也强化了我们经常使用的连接。"因此，即使在突触这一非常基础的层面上，我们也可以说，这是记忆构成的重要成分。"

在讲座结束前，我们欣赏到了名叫"神经元"的"乐队"的演出。他们不仅为我们带来了美妙的音乐，还与我们分享了对于大脑的重要见解，这一点我们也表示认同：大脑不仅仅是各个部分的简单相加。"在这段特殊旅程结束之际，我们可以把大脑的不同区域看作一同演奏的神经元乐队，这是一个美妙的、有凝聚力的整体。"

引自文献

PROFESSOR PETER DAY FRS
Director and Resident Professor of Chemistry

Cdr RJ Aylard RN
Private Secretary to His Royal
Highness The Prince of Wales
St James's Palace
London SW1A 1BS

11 August 1994

The Royal Institution Christmas Lectures

I am sure you know that the Royal Institution's Christmas Lectures, now entering their 165th season, are entertaining events designed to bring science alive to a young audience through demonstrations and skilful illustration. Each year they are given in our Lecture Theatre in Albemarle Street in front of about 450 young people in the days just before and after Christmas, when they are also recorded for broadcasting on BBC2 television. This year the dates in question are Saturday 17 December, Tuesday 20 December, Thursday 22 December, Thursday 29 December and Saturday 31 December, at 3.00 pm.

This year, for the very first time since Michael Faraday gave the first lectures in 1826, the lecturer will be a woman, Dr Susan Greenfield, a pharmacologist from Oxford University. She will be talking about how the brain works. It occurred to me that Princes William and Harry are now of an age at which they might find this event entertaining, so I am writing to ask if they would like to come on one of the afternoons. Of course, it would be marvellous if the Prince of Wales were able to accompany them. There is a famous precedent in that the Prince Consort brought the two young Princes Albert Edward and Alfred to Michael Faraday's Christmas Lectures in 1855-56. I enclose a picture depicting this occasion. More recently, in 1976, His Royal Highness The Duke of Kent brought his son, The Earl of St Andrews, and the two Princes Andrew and Edward.

Please let me know whether my idea finds favour. I shall be delighted to send you more information should you need it.

Enc

161

　　时任皇家学会理事的彼得·戴（Peter Day）写信给圣詹姆斯宫（St James's Palace），邀请查尔斯王子（Prince Charles）和其他年轻王子们参加格林菲尔德的讲座。他提到维多利亚女王（Queen Victoria）的儿子阿尔伯特·爱德华王子（Prince Albert Edward）和阿尔弗雷德王子（Prince Alfred）在 1855 年参加了法拉第名为《普通金属的独特性质》（*The Distinctive Properties of the Common Metals*）的讲座。宫里回复说，很遗憾，王子们当年无法参加，但要求提供下一年讲座的信息。

　　格林菲尔德对能够举办圣诞讲座非常兴奋。她写信给戴，感谢皇家学会提供的这一"奇妙经历"，这改变了她的一生。

— UNIVERSITY OF OXFORD —

UNIVERSITY DEPARTMENT OF PHARMACOLOGY

Mansfield Road　·　Oxford　·　OX1 3QT

Dr S A Greenfield M.A., D.Phil
University Lecturer
Fellow & Tutor Lincoln College

23 January 1995

Professor Peter Day
The Royal Institution of Great Britain
21 Albemarle Street
London
W1X 4BS

Dear Peter

Thank you for your letter of 4th January 1995. I also feel I have to express my gratitude to you for letting me have this marvellous opportunity, it is an experience that I can honestly say has really changed my life; I found the whole exercise exciting, enjoyable and instructive. It was amazing to feel part of such a strong team effort and I am particularly indebted, of course, to William without whom the whole series would not have been half the success it was.

Thank you again for giving me such a marvellous experience and I look forward to seeing you on 20th and discussing Japan, Singapore, etc.

Very best wishes.

Yours sincerely

Susan Greenfield

第八章

人工智能会超越人类智慧吗?

凯文·沃维克

Kevin Warwick

2000

新世纪伊始，沃维克要求我们思考一下，在不远的将来，机器人的智力是否足以与人类的智力相媲美。期间他向我们介绍了一个真正的机器人动物园，以幽默的方式展示了人类的认知，比如感知和情感，是如何配置到机器上的。我们发现了技术是如何增强人类大脑的，而且观众获得了预见未来的机会，因为沃维克非常准确地预测到了许多今天困扰我们的人工智能的重要问题。

　　紫色的探照灯照亮了整个大厅，桌子上摆放着各种机器，其中包括一对大型机器人手臂，十分引人注目。"机器人引发了一些非常有争议的问题"，沃维克说。这是他首次面向年轻观众的讲座。"我们希望它们做什么？我们想要它们做出什么样的决定？它们将对社会产生什么影响？"

　　要回答这些问题，我们需要知道机器人具备什么技能。沃维克首先考虑的是人形安卓机器人，一种外观和行为都有点像人类的机器人，需要拥有和我们一样的智能感官来移动和交流。沃维克兴致勃勃地介绍这样一款机器人。他说："这个机器人跨越七千英里距离，从日本千里迢迢地赶来，就是为了今天来到这里和我们见面。"他透露说这款日本最先进的机器人，专门为今天的这场讲座而来。这个满脸愁容的机器人具有一些人类的特征，有大眼睛，有鼻子、眉毛、嘴巴和一双巨大的金属耳朵。和人类一样，它主要通过视觉来感知外界。我们可以看到它是如何把摄像头作为眼睛,跟随光线而动的(摄像头的工作原理类似于眼睛视网膜)。这些大耳朵里还装有用来听声音的麦克风,当身后有人大叫时,它会受到惊吓。

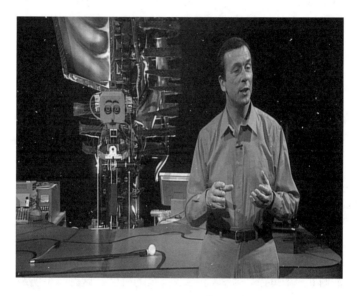

沃维克介绍一个具有人类感官认知的机器人

但机器人也可以被赋予超越人类的感官认知。接下来我们将见到来自沃维克所在的雷丁大学里的机器人——"七个小矮人"。这些忙碌的小机器在演讲大厅的地板上窜来窜去，沃维克不得不躲到演讲台上"避难"，随后他解释了这些机器人如何使用超声波来寻找方向。超声波信号撞到某个物体时，会反弹回来，提醒机器人前方有障碍物。

正如在前面几个讲座中提到的那样，人类的大脑已经进化到能够很好地适应我们最依赖的视觉。但是，尝试开发具有超声波等超能力的机器人，也能增强我们自己的感知能力，尤其是在我们的感知出问题的时候。

沃维克问："如果将人类的感官换成这种机器人的感官，结果会怎样呢？"一位热心的志愿者乔，在一副超声波耳机的帮助下，获得了寻找答案的机会。这副耳机所发出的信号与"小矮人"机器人相同。沃维克召集了几位观众来扮演一个林木繁茂的"虚拟森林"，蒙着眼睛的乔必须在这群人中找到自己的路，而且不撞到任何一个人。每当乔快撞到人的时候，耳机里就会播放类似电子琴的声音。在这些声音的引导下,他设法穿过了密密麻麻的人群,而且没有碰到任何人。因此,沃维克指出,这种超越人类的感知能力不仅适用于机器人,而且具有上述功能的耳机可能也适用于盲人。

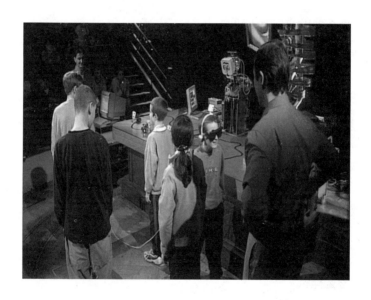

乔利用超声波在志愿者"森林"中寻找方向

沃维克认为,如果人类要与机器人成功互动,还需要考虑人性的另一个重要方面——情感。为了证明这一点，他利用周末时间让两名年轻的观众做了一个实验。此时鲁斯和罗文姐弟俩登上讲台，旁边还有一只可爱的机器狗——爱博（Aibo）。"实验内容就是先询问姐弟俩是否愿意把自己的狗丢在一边，同爱博度过一个周末。下面就是这个周末发生的事情。"

我们看到了在鲁斯和罗文家里拍摄的视频，记录了实验过程。姐弟俩送别自己的狗，接着开始了解爱博，并与它一起玩耍，一同训练。演播大厅里，沃维克问他们两人是否愿意永远留下爱博，舍弃自己有血有肉的爱犬。出人意料的是，两人都同意了。沃维克打趣说："那这样的话，待会儿我把你俩的爱犬牵走，你们留下爱博，怎么样？"

爱博之所以让人无法拒绝，是因为它能像活生生的狗一样与我们进行情感交流。如果我们参考苏菲·斯科特（Sophie Scott）在 2017 年讲座提出的观点——情感是通用的沟通方式，且在长期进化中形成（见第 221 页），就不觉得稀奇了。若是难以理解情感，就更加无法理解他人。

而且正如沃尔夫在第五章（见第 101 页）向我们展示的那样，大脑回应我们的情绪状态的信号会引起身体的各种生理变化，比如心跳加速、手心出汗，这些都会泄露我们的想法和感受。

因此，如果机器人想要与人类进行智能互动，就得先了解我们的情感。考虑到这一点，我们展示了一段美国高端机器人 Kismet（意为"好运"）的视频，它能对人类声音中的语气和情感做出反应。受到表扬时，它还会微笑，观众都被逗笑了。沃维克解释说："但是它并不是特别聪明，很多时候会产生一些小误解。"（其实，情感识别在机器人中仍然是一个棘手的问题，随后我们将在苏菲·斯科特的讲座中发现这一点。）

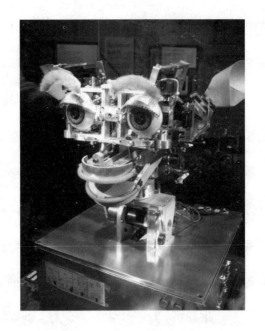

"Kismet" 可以识别并模拟情绪

在倒数第二场演讲中，沃维克将主题转向了一个他很关心的问题：如果我们能够将人类和机器结合在一起，那么会怎样呢？"我们能否展望一下未来，那时我们不再是纯粹的人类，而是半生物半机器的结合体？"他问道，"未来我们会拥有一个只有赛博格（cyborgs）的世界吗？"

174

沃维克解释说，赛博格指一半是人，一半是机器的存在，即生化人。人的能力将被极大强化。

尽管听起来很前卫，但事实上，它已经在发生了。例如，人类可以通过大脑向肌肉发出电信号以控制义肢，支配其移动方向。为了证明这一点，沃维克请来了部门的同事，他的义肢配置了可以显示肌肉发出的电信号的肌电图，准确执行了操作者想要发出的手部动作。

但沃维克坚信赛博格会更激进。"在我看来，赛博格是与技术永远连接在一起的人；或许人类和技术能够融为一体。"他认为，如果我们能将大脑与技术直接相连，我们最终可能有能力用自己的思想控制它；相应的，技术也将拥有控制我们的能力。"人类的大脑非常复杂，但是在把大脑与外部世界直接连接方面，我们已经取得了一定的进步。"

下一位嘉宾本杰明·格洛弗（Benjamin Glover）是

一个佩戴了人工耳蜗助听器的小男孩。安装在耳内的人工耳蜗能够将声波转换为电信号，然后传送到大脑。这一过程本来是在成千上万个毛细胞的帮助下完成的，它们会根据声波在耳朵里产生的振动做出反应。细胞移动时，它们将振动转化为电信号，经听觉神经传送到大脑。如果这些毛细胞像本杰明的一样受损，就会对听力产生很大影响。因此，在头骨上安装一个耳蜗，人为地模仿毛细胞的作用，就能直接将声波转化为大脑可以处理的信息。

我们听说，观众对下一个赛博格已颇为熟悉。沃维克透露说："几年前，我在手臂上做了一个类似的植入手术。"然后，他向我们展示了贴在他手臂上的一个小型电脑芯片。有了这个植入芯片，他不用触摸就能打开所在大学的门，自动开灯，并在靠近电脑时直接打开电脑，就好像钥匙和电脑密码都植入了他的身体。

凯文·沃维克（1954~）

沃维克，出生于英国考文垂（Coventry）。16 岁离开学校，进入英国电信公司当学徒，后在阿斯顿大学攻读学位，随后在帝国理工学院攻读博士学位。举办讲座时，他还是雷丁大学神经机械学教授，现在是考文垂大学的科研副校长。他不仅在机器人和人工智能研究上颇有建树，其"赛博格项目"也备受关注。他还在自己身上进行了一系列实验，在讲座中也提到了。这为他赢得了"世界上第一位赛博格"和"赛博格首领"的称号。

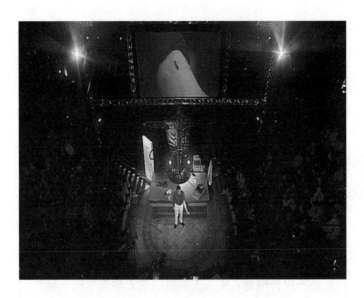

沃维克向观众展示植入他手臂的芯片

　　沃维克描述了这项实验的下一个阶段（他称之为"赛博格项目"）。我们了解到，他希望将电极植入到手臂上的神经，拦截来自大脑的与感官或运动有关的电信号。电极会把信息发送到电脑，所以这能有效地解码和存储人类大脑的一些内容。他说，如果把这些信号传递回神经系统，可能会触发疼痛感或引发某些动作，甚至有可能以这种方

178

式把两个人连接起来。最后，沃维克希望他的妻子也能植入一个类似的芯片，这样他们就可以共享彼此的感觉。沃维克想知道，体验别人的疼痛是什么感觉。"你知道那是什么感觉吗？你能感到同样的疼痛吗？我们还不知道答案，但这正是科学的意义所在。"（沃维克后来成功地进行了上述两个实验步骤。当他和妻子的芯片相连时，每当妻子紧握双手，就会有一个脉冲信号传达至他的大脑。他将其描述为一种新型亲密交流形式。现在他称之为"一种电报"。）当然，这种技术也会有令人难以置信的应用：通过从一个人的神经系统向另一个人的神经系统发送信号，就可以实现纯粹的思维交流。

在最后一次讲座中，沃维克将话题从赛博格转回到机器人，并考虑它们是否能真正成为智能机器人。他问道："我们能赋予它们独立的思想吗？"随后他读了亚瑟·查尔斯·克拉克（Arthur C. Clarke）的小说《2001：太空

漫游 》（ 2001： *A Space Odyssey*）中的一段节选。在这部小说中，一台名为哈尔（Hall）的电脑摆脱了人类控制，最终控制了人类的宇宙飞船。做讲座时，2001 年已经近在咫尺，所以沃维克问大家，这个愿景与现实之间有多远呢？

最著名的机器人智力测试或许是计算机科学家艾伦·图灵（Alan Turing）在 1950 年设计出来的。沃维克解释说，如果一台电脑能通过回答问题成功骗过我们，让我们误以为它实际上是人类，那么它就能通过图灵测试，也就是说使人类无法分辨出回答是来自人类还是机器。但截止到举办讲座时，还没有电脑通过图灵测试。

沃维克在讲座大厅里再现了图灵测试。房间外安装了两台电脑，沃维克解释说，其中一台由一名志愿者控制，另一台由电脑程序控制。观众席上的孩子们会向电脑发送一系列问题，现场和电视机前的观众则要根据答案来判断哪些是志愿者回答的，哪些是电脑回答的。最后一场讲座将会在电视上进行直播，屏幕上会提供一个电话号码和电子邮件地址，欢迎广大电视机前的观众前来提问。

TEXTED & E-MAILED THEMES FOR TURING TEST

ARE YOU CAPABLE OF LYING?

WHAT IS A TELETUBBIE?

WHAT MAKES YOU SAD?

WHAT'S YOUR FAVOURITE SUBJECT AT SCHOOL?

观众发来用以图灵测试的问题

你会撒谎吗?

天线宝宝是什么?

你为什么不开心?

181

你在学校最喜欢的科目是什么?

TEXTED & E-MAILED THEMES FOR TURING TEST

IF YOU HAD THE CHOICE, WOULD YOU HAVE BLUE OR GREEN EYES?

WHAT THINGS INTEREST YOU?

HAVE YOU HAD A HEADACHE?

WHAT IS YOUR MOTHER'S NAME?

观众发来用以图灵测试的问题

如果可以选择的话, 你想要蓝眼睛还是绿眼睛?

你对什么感兴趣?

你头疼过吗?

你妈妈叫什么名字?

与此同时, 在进一步探索机器智能的问题时, 我们遇到了 13 岁的英国青少年国际象棋冠军高文·琼斯（Gawain Jones），他正在与一个叫弗里茨（Fritz）的电脑程序进行国际象棋的比赛。沃维克说："数学家估计，国际象棋棋盘上可能的走位比宇宙中的原子还要多，所以这是一个相当复杂的游戏。"

三年前，当时的世界象棋冠军加里·卡斯帕罗夫（Garry Kasparov）败给了一台名为深蓝（Deep Blue）的象棋电脑。大屏幕上播放了卡斯帕罗夫败给机器后接受采访的视频，可以看出他显然心有余悸。"当我遇见无法理解的事物时会害怕，而今天的操作真的让我无法理解，我根本不知道背后发生了什么"。

但是沃维克这次为听众揭开了背后的谜底，解释了电脑达到这种智能状态所使用的技巧。与人脑相比，电脑最大的优势是速度，因为它们能以比人脑快得多的速度走完数千种可能的走法。但这种智能也十分有限。他说："如果电脑能具备一些基本常识，一定会表现得更好。"

从出生的那一天起，人类就开始学习，大脑也随着经验的积累而发育（详见科林·布莱克莫尔的讲座，第 115页）。正如瑞士心理学家让·皮亚杰（Jean Piaget）所说，智力是你迷茫无措时所使用的工具，但这要依赖以往的经验和面临的新情况。沃维克解释说，如果电脑要想达到这种水平，我们需要为其设置不同的情境并编程，让电脑可以依次处理每种情境，但这样十分费力。假设我们将它们看作人类，"从婴儿期就开始赋予其学习的能力"，会发生什么呢？

机器人研究的热点话题之一是机器学习，为了进一步深入研究，沃维克请来了一个叫尼布勒（Nibbler）的小机器人，它正在演讲大厅里跑来跑去。沃维克说："给这个小机器人设置的'人生目标'是向前移动，且不撞到物体。"收到指令后，尼布勒却不断碰到桌子，让观众觉得非常好笑。沃维克解释说,这是一件好事,因为尼布勒正在使用人工神经网络从经验中学习,这种人工大脑允许它通过反复试验和试错来学习。所以,这个机器人的学习方式有点像婴儿,在编程和经验中一点点进步。

沃维克说话时,尼布勒在继续探索,慢慢地它不再撞到物体。它仅用 49 个神经元就做到了这一点,"所以它大脑的处理能力和鼻涕虫一样"。沃维克说,这与人脑的 1000 亿个神经元有天壤之别,但更大的神经网络已经投入使用,比如在需要快速处理大量数据的证券交易所。"目前,许多证券交易所都在使用人工神经网络而非人力,纯粹是因为机器更好用,人工大脑比人脑处理速度更快。"(这类机器学习的演示远远领先于时代,从那以后人工智能成为一个热门话题。)

在讲座接近尾声时,沃维克思考了机器人是否有可能超越人类的智慧。从讲座开始时的图灵测试结果来看,这似乎不太可能：观众们眼睛雪亮，大部分都准确地猜到了哪些是机器的回答，哪些是年轻志愿者的回答。

为了找出原因，我们听取了科学家大卫·哈米尔（David Hamill）的意见，他发明了参与测试的电脑。他说："这实际上只是一个装满把戏的盒子，没有一丁点儿智能。"为了演示，哈米尔让沃维克给电脑出一个问题。沃维克问："你喜欢足球吗？"电脑回答："我前几天在电视上看了《泰坦尼克号》（Titanic）。"听到这儿，观众不由得笑出声来。"我能看到曼联球队和泰坦尼克号之间的关系呢。"沃维克打趣道。

问题在于，这台机器的编程只能识别特定词语，然后据此构造答案。"它不知道这个世界是什么样子"。图灵曾预测，在 2000 年时会有电脑通过这一测试，结果可能让他失望了（至今是否有计算机已经通过图灵测试还存有争议，但包括沃维克在内的很多人都接受，在 2014 年时有一台计算机通过了测试这一说法 ① ）。

　　无论机器学习取得了多大进展，如果机器人不能像人类那样将知识传给后代，其用途就会十分有限。人类不仅能从自己的经验中学习，还能将这些经验教训传授给他人，这是人类至关重要的一个方面，促使我们建立复杂的技术社会。任何有孩子的人都知道，孩子主要是通过观察他人的行为来学习的。沃维克说："这就是生命的进步。"

　　沃维克把尼布勒和一个叫佐德伯格（Zoidberg）的小机器人一同请上台来。尼布勒再次探索环境时，它的同伴却一动不动。沃维克解释说："那是因为它不知道该怎么做。"但是，当尼布勒觉得自己已经学到够用的知识时，它就会教佐德伯格怎样使用无线电信号。观众看到这一过

---

① 2014 年 6 月 8 日，俄罗斯人弗拉基米尔·维西罗夫（Vladimir Veselov）创立的人工智能软件尤金·古斯特曼（Eugene Goostman）成功让人类相信它是一个 13 岁的男孩，被认为通过了图灵测试。

程简直惊呆了：尼布勒向佐德伯格发送信号，接着，在完全没有人为编程的情况下，佐德伯格开始自如地移动了。沃维克说："这个机器人的行为就像它从另一个机器人老师那里学会的一样。"

机器人的这种自我学习甚至自我进化的能力，给那些使用这些系统的人带来了很大的麻烦。沃维克非常超前地敲响了警钟，他让观众思考一个问题，该问题已经成为我们这个时代最紧迫的科技问题之一：如果机器能自行运算，一旦进行下去，我们就很难了解其中涉及的算法。如果像沃维克讲座一开始所预见的那样，机器为我们做决定，带来一定的社会影响，那事情就更难办了。这就是所谓的机器学习的"黑匣子问题"（black-box problem）。沃维克说："现实地说，作为智人，我们无法真正了解计算机网络的大脑中发生了什么；如果我们试图控制它们，是非常困难的。"

引自凯文·沃维克

讲座差不多过去了 20 年，沃维克仍然记得当时受邀举办讲座的感觉。"这是好事，但你会立刻查一查往届举办讲座的主讲人名单。说实话，不查不知道，一查吓一跳！"

尽管沃维克的一些观点相当激进，但事后看来，讲座中涉及的许多材料极具预见性。他的一些观点经媒体事先报道后，成为负面头条。《星期天电讯报》(*Sunday Telegraph*)的一位记者嘲讽说："沃维克教授发表了不少争议颇多的声明，其中有一项预言，不久之后，智能机器人将统治全世界。"如今，关于使用人工智能的争议比比皆是。"埃隆·马斯克(Elon Musk)等人，甚至史蒂芬·霍金(Stephen Hawking)生前，都指出了人工智能带来的威胁。如果任其发展，若有一天失去控制，会造成很大危险。
这是我当时想要说明的东西，但有些人不喜欢
我这样说。"他回忆说。许多在圣诞讲座时似乎
不可能实现的技术，现在却已成为现实。"因此
我认为，当时我们关注的很多事都具有很浓的
未来主义色彩，而现在都已梦想成真。"

引自文献

时任皇家学会理事的苏珊·格林菲尔德于 2000 年 4
月份写信给沃维克，邀请他在这次讲座圆满结束之后，再
来做一次圣诞讲座。

FROM PROFESSOR SUSAN GREENFIELD CBE
DIRECTOR
AND FULLERIAN PROFESSOR OF PHYSIOLOGY

Professor Kevin Warwick
Department of Cybernetics
The University of Reading
Whiteknights
PO Box 225
Reading   RG6 6AY

April 3, 2000

Dear Kevin

I am writing to you with what I hope will be an exciting proposal. Would you be willing to give the Royal Institution Christmas Lectures this year? Following your spectacular Public Lecture, I am convinced that you would have just the right subject and tone to make it a really fabulous series. Of course, there will be many things to discuss, but I hope that if you are still receptive to the idea, we might start to proceed with a discussion on the telephone. I would be very grateful if you would telephone my PA, Gayna Clark, on ██ ██ ████, as soon as possible, so that we might set up a call to develop the idea further.

I look forward to hearing from you.

All very best wishes

Professor Susan Greenfield
*Dictated by Professor Greenfield
and signed in her absence*

Tel (direct.): 020 7670 2910
Fax (Direct): 020 7499 2679
E-mail: susan.greenfield@ri.ac.uk

第九章

我们的自我存在由何决定？

布鲁斯·胡德

Bruce Hood

2011

倘若你发现，自己每天大部分时间实际上都"视而不见"，你的记忆是编造的，看到的东西是虚幻的，你会有什么感觉？近年来，人们在大脑研究方面取得了巨大的进展。在这一系列生动的讲座中，胡德揭示了大脑构建人类独有经验的一些方式。同时，他通过巧妙的设计和错觉，揭示了这个世界并非如我们所见，从而掀开了人类认知的面纱。

"首先做一下自我介绍，我是布鲁斯·胡德，是一位热衷于人脑研究的科学家。"胡德开始了他的讲座。现场进行了精心布置，看起来像是一部 20 世纪 50 年代的恐怖电影中的场景。"我说我是布鲁斯·胡德，事实上，我应该说这是布鲁斯·胡德，"他指着自己的头说道，"因为我之所以是我，都是源自我的大脑……是大脑决定了我们的身份。"

胡德先是提示大家接下来会有一些令人目瞪口呆的展示，然后向大家介绍了两位年轻的观众——查理和艾奥娜。"直观来看，查理比艾奥娜高许多，但有时，眼见不一定为实。"

首先，他说他想让我们见见"这里的另外一个人，或者说某个已经不在这里的人"。在舞台中央的一个基座上，聚光灯照亮了一个真正的人脑。这是它的主人生前同意捐献于科学研究的，胡德边说边托起它："这样我们能够发现这个最神奇的器官更多的工作机制——这个东西是如此奇妙，却又如此神秘，我们仍未完全了解它是如何运作的。"

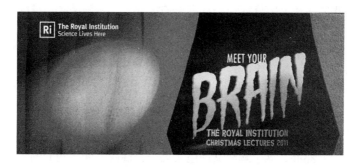

胡德讲座的门票

作为一个发展心理学家，胡德的兴趣点在于随着年龄的增长大脑如何变化。此外，人脑如何制造出人类体验的幻觉，为何大脑的工作原理会诱使我们相信一些匪夷所思的东西等问题，也是他的研究重点。

为了深入这一主题，胡德首先谈起了他的博士课题：视觉。他说："大多数人觉得视觉就像是一部摄影机。"但从研究中我们得知，大脑仅仅处理我们视野范围的中心部分，如果把手臂水平伸出，这部分大约只有你拇指大小。根据这个理论，剩下部分应该是模糊的，但事实上我们并非生活在大部分视野都看不清的状态下。胡德透露，其原因在于我们的眼睛在不断地移动，每秒跳动 4~5 次。在不经意间，我们不断地对周围的环境进行采样和信息储存，构建周围世界完整又复杂的画面。

然而，这个解释又产生了另一个谜团。如果我们的眼睛处于不断移动中，那我们看到的世界也将会不断变化，这样的话所有东西看起来都是扭曲的，用胡德的话说："这样你就会头昏眼花。"所以大脑做了些戏剧性的改变来解决这个问题。每次我们进行轻微的眼球运动（称为"眼跳"）时，它便切断了这时发出的信息，所以我们根本不会体验到这种运动。这就好比一瞬间失明了一样，然后，大脑对这些小间隙进行了编辑，重新创造出流畅的视觉体验。

有个简单的方法来证明这一惊人事实。胡德请了志愿者艾米来帮忙。他让她低头来回地去看一面手持式镜子，先左眼再右眼。当摄影师将艾米的脸放大时，我们在大屏幕上看到了她的眼球是如何从一边跳转到另一边的。但是艾米却说她没有在镜子中看到自己眼睛的移动，而背后的大屏幕上播放的镜头却清楚地证明她是错的，这让她自己都难以置信。

胡德解释道："不管你多么努力去尝试，都看不到自己的眼睛在移动，因为你的大脑让你失明了。"如果把这些时间加起来，在醒着的时间里，大概有 2 个小时是失明的。"显然，你的头脑中充满着各种小把戏，让这个世界看起来丰富而细致。"

胡德撒了一把咖啡豆到托盘里，然后进入到下一个头脑"骗术"中。他问观众们能否看到随机排列的咖啡豆形成了什么图像，一位观众大喊："老鼠！"随后大礼堂的声音此起彼伏，大家都喊出了他们的想法。胡德解释道，我们在随机模式中寻找意义是因为"我们的大脑总在试图构建结构和秩序"。这也是一些人相信超自然存在的根本原因。为了证明这点，胡德利用卡尼莎错觉，在我们眼前变幻出了一个幽灵，卡尼莎错觉是由意大利心理学家盖塔诺·卡尼莎（Gaetano Kanizsa）发现并以他的名字命名的。（在第四章中，理查德·格里高利首次向我们介绍了这类错觉中的另一个例子，他也是胡德的重要导师。）

他将四个圆圈放置在一块板上，每个圆圈上都有一个四分之一的切口（想象一下每个圆圈看起来像吃豆人）。当这四个图形的切口处连在一起时，猛地看起来中间好像有个白色的方块。大脑正在填补缺失的信息使其合理化。胡德说："你的大脑认为，每个圆都有一块缺失，唯一的可能就是它们上面肯定有个白色方块。"

虽然说这个方块是个不存在的"幽灵"，但大脑却认为它是真的。如果你去测试大脑的视觉区域,神经元会像你看到真正的方块一样发出同样的信息。"就大脑而言,这个方块是真实存在的。"

胡德重申了其他几个讲座的一个主题:错觉并非是些微不足道的游戏,而是能赋予我们强大的洞察力,用以窥探大脑是如何解释世界,以及创造日常生活的经验的。

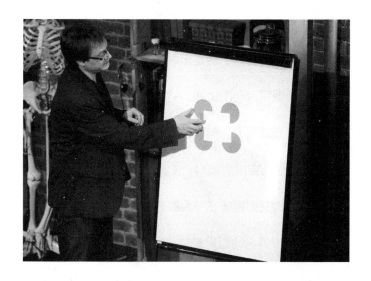

胡德在解释卡尼莎错觉

201

他请回了
查理和艾奥娜，
再次来说服观
众。我们看到
查理比艾奥娜
高几英尺，但
很快就会有所

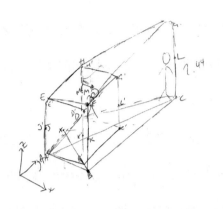

艾姆斯房间原演示效果图

改变。摄影师跟随他们俩走出讲座大厅，进入一个铺着黑白地砖，墙壁呈绿色的房间。站在房间的一角，查理弯着腰，也比艾奥娜高大。但是，当他们交换位置时，观众们惊呆了：当他们穿越房间时，艾奥娜似乎长高了，而查理则在缩小，比艾奥娜矮了一大截。

这是一个著名的视觉错觉，叫艾姆斯房间［由美国科学家小阿德尔伯特·艾姆斯（Adelbert Ames Jr）发明］。艾姆斯房间是个伪造的房间，地板是倾斜的，墙面也不平行，房间的一个角比另一个角更大，距离也更远。从某个特定的角度拍摄，这个房间看上去是正常的四方盒子形状。胡德解释道，即使我们知道人不可能在我们眼前变大或缩小，但根据过去的经验，大脑有一个期望，即房间的地板往往是平坦的，墙壁也是平行的，所以大脑认定这个房间也是如此，因此得出的结论是：一个人大得不可思议，一个人小到难以置信。你的大脑正在创造经验，阐释你的所见。

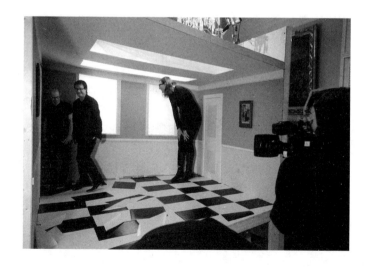

胡德揭示了艾姆斯房间的工作原理

在展示我们的认知常常是由大脑编造的后，胡德在他的第二场讲座里处理了一个极具争议的错觉，即我们主宰着自己的思想。我们的大脑被来自感官的各种信息持续轰炸，如果所有的信息都被感知，那我们就永远无法完成任何事情（想象一下，如果你漫步在一个小镇中，一天得看到多少张脸？但你并不会有意地去注意大多数的面孔，除非这个人相貌出众——你的大脑肯定会筛选出哪些面孔值得注意）。那么，从这些海量的信息中，大脑是如何决定关注什么，以及保留什么信息的呢？

这个问题的关键是记忆。而失去长期记忆可能是毁灭性的，例如当大脑受损后。胡德说："你不知道你是谁，因为实际上我们记忆的总和就决定了我们是谁。"

然后，尽管记忆很重要，但是它也可能具有欺骗性。我们经常认为记忆就像是过去的照片，储存在我们大脑文件柜里的某个地方。但关于记忆有一个重要观点，即它们并不是固定的，而是更具流动性。为了证明这一点，胡德给观众做了一个简单的记忆测试。

他读了一张词汇表，要观众们尽可能多地记住上面的词语。许多词似乎是相关的，例如"线""钉""尖""刺"和"干草堆"。胡德说："现在让我测试一下你们的记忆力，如果有'针'这个词，请举手。"绝大多数观众都举起了手，即便这个词根本不在列表里。胡德笑道："我植入了一段记忆。"词语是以网络的形式储存在大脑里的，而"针"这个词是由其他词触发的，正是其他这些词激发了与"针"相关的联想。

记忆并不像照片，相反，每次你记起某件事，都会根据你大脑中储存的其他经历去重塑它（这是另一位演讲人巴特莱特提出的非常超前的观点，见57页）。这给我们抛出了一个引人深思的问题："虽然记忆会出错，但记忆又是决定身份的关键。那么，问题来了：你是谁?"

这个问题困扰了哲学家很长时间，但是，胡德说："这个答案肯定取决于大脑，因为大脑受损时，人会被改变。"他讲述了菲尼亚斯·盖奇的不幸故事，盖奇被钢棍穿透头颅后性情大变。（苏珊·格林菲尔德曾介绍过其详情，见143页）

盖奇的大脑额叶遭到了破坏，这部分与大脑其他区域广泛相连，控制着行为、判断、决策、协调和记忆的各个方面。胡德说："它们就像是我们'总部'的首席执行官。"

你并不需要通过钢棍穿头去改变额叶的工作方式。有个更简单的方法就是酗酒，因为众所周知，酒精会干扰判断和协调，影响我们的性情。额叶是我们成长过程中最后成熟的大脑区域，这就是为何年轻人可能会非常冲动。胡德解释说，在青少年时期，我们看到了额叶发生了最显著的变化，这就解释了青春期为何会如此狂躁。

回到正题——我们是否能控制自己的思想，胡德指出，除了控制我们的记忆和个性，我们的大脑还负责我们最关注的焦点。因为我们已经进化到高度关注食物和猎食者,这就像以牺牲其他事物为代价,将聚光灯照在感兴趣的领域一样。

在一次大胆的现场实验中,讲座大厅的舞台上站满了杂技团变戏法的人,他们开始了眼花缭乱的表演。胡德让观众数一数红色杂耍棒换了多少次手。表演结束后,他询问观众是否注意到有什么异常。

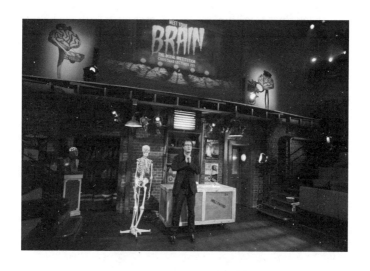

胡德与他的一个道具站在舞台上

意想不到的是，只有在回放一些杂技表演的慢镜头时，大多数观众才第一次注意到有人装扮成大猩猩混在杂技演员中穿过舞台。在笑声和掌声中，胡德说道："这是一个很好的证明：你不会注意到你周围发生的一切。"

因此，在我们无意识的情况下，大脑正在调控行为，包括我们注意的对象，学习的方式和记忆的内容，这表明"并没有唯一的一个'我'在控制着一切"。

胡德的第三个也是最后一个讲座的主题也是他的研究兴趣之一，即社会性大脑。一开始他就保证接下来会给大家展示另一个绝技，"即便不会通灵术，你也能读懂别人的心思"。每当我们换位思考时，就是在施展读心术。他告诉观众："事实上，你是动物界中最好的读心者。"

胡德解释说，我们在童年时期就成为出色的读心者。童年的我们从周围世界吸收信息并学习成为人类，这是生命的研发阶段。胡德说，婴儿甚至在出生前，就能学会识别母亲的声音。在一项研究中，孕妇大声朗读苏斯博士（Dr. Seuss）的经典故事，她们的婴儿出生后，会更喜欢听自己的母亲讲故事。

相比于其他图案，幼婴对人脸表现出更强烈的偏好。胡德在 11 个月大的婴儿费恩面前举起三个人脸形状的圆点，费恩的目光会紧紧追随着这些圆点。

胡德说，大脑中甚至有一片专门处理人脸的区域，任何类似于人脸的东西都可以触发它。看到吐司、水龙头和其他看起来像人脸并带有各种表情的物体的图片，观众们都乐了。他说："我们的大脑天生认为，脸是无处不在的。"令人震惊的是，当大脑的这一区域受损时，人们可能无法识别熟悉的面孔，即使是自己的朋友和家人。面孔对社会性大脑意义重大，因为通过面孔我们能了解情感，而情感是对我们的生存至关重要的强烈社会信号。

布鲁斯·胡德

胡德出生于加拿大（具体时间不详，他本人从未公开过），先在邓迪大学学习心理学，后在剑桥大学获得博士学位。他在美国工作，然后回到英国，在布里斯托大学担任发展心理学教授。受其导师和前圣诞演讲人理查德·格里高利的启发，胡德成为一位成果颇丰的科学传播者，喜欢用表演来交流其工作。他写的几本科普书颇受欢迎，包括《超感》（*Supersense*），讲述了超自然信仰的自然起源。他是世界上最大的学术演讲平台 Speakezee 的创始人。讲座在英国播出后，他还把讲座引入了日本和新加坡。

情感也将我们作为社会群体聚集在一起。胡德说，为了证明这个想法，他需要为实验提供血样。他表示自己不喜欢打针，夸张的表演让观众们窃笑不已。一个穿白大褂的女人在他的手臂上绑上止血带，然后拔出一根巨大的针头，观众们一阵惊呼。她说："只是会有一道尖锐的划痕而已。"但是她还没来得及打，胡德就跳下了沙发。

事实证明，整个表演不过是一场骗局，真正的实验其实是在观众席上进行的。胡德透露说："当你们看到那根针时，很多人看起来并不开心。我们的一名观众一直戴着心率监测器。"从大屏幕上我们看到，在这位志愿者认为针头要扎进胡德的手臂时，他的心率在急剧地上升。胡德说："当你看见别人在遭受痛苦时，你会在身体和情感上与他们产生共鸣。"这就是为什么恐惧等极端情绪的爆发，常常让人不堪忍受。

直到最近，我们才发现大脑中的一组神经元似乎可以复制他人的情绪状态，称为镜像神经元系统。当我们看到发生在别人身上的事情时，这些神经元会同时启动，让我们感到就像发生在自己身上一样，如同我们的大脑在同步。胡德说，这些神经元也可能是通过模仿去学习这一惊人能力背后的原因，这构成了人类早期生活的一个重要部分。

如果你想成为一位伟大的读心者，还需要另一要素。在你能与别人感同身受之前，你需要有自我意识。幼婴和许多动物都不能在镜子中认出自己，这是科学家们用来检验他们是否有自我意识的一个好方法。将一面镜子放在鱼缸后面时，我们看到一条名叫西蒙的暹罗斗鱼，一次又一次地猛烈攻击入侵者。胡德解释说："因为它没有自我意识，所以它没有认识到这是它自己的镜像。"

与之形成鲜明对比的是，我们看到了生活在纽约布朗克斯动物园的一头名叫快乐（Happy）的大象的录像。她的头上贴着一些胶带，当她在镜像中发现胶带时，她试图把它蹭掉，这表明她确实有自我识别的意识。胡德解释说，年幼的孩子也无法通过这种镜像测试，只有当我们长大并认识到自己的身份，我们才能开始理解别人有不同的视角。

除了使我们成为神奇的读心者之外，社会性大脑至关重要还有另一个原因。随着又一年的讲座接近尾声，大屏幕上的世界人口时钟显示，地球上人口超过 70 亿，而且这个数字随着胡德讲座的进行还在不停地增长。他说："在过去的一个小时左右，世界上又增加了一万个大脑。要作为一个物种生存下去，我们必须和谐相处。这是一个挑战，但我们有经过特殊进化的大脑来与他人相处，而这的确是生命的主要乐趣之一。"

布鲁斯·胡德的自述

胡德的讲座大受欢迎，成为有史以来第一个在电视上重播的讲座。胡德慷慨地将此归功于他的讲座主题。"在某种程度上，每个人都是心理学家，我认为人们本质上都对自己的头脑感兴趣，正是因为人脑，人类才与众不同。"

这并不是说讲座一切顺利，尤其是活的动物，其中最难以把控的是暹罗斗鱼。"我们必须让它先适应皇家学会的环境，所以提前了一周就把他带来，放在台后的制片室里。我们一直在想会发生什么，因为这条鱼自己并不会表演。所以对于它是否会攻击自己的镜像，我们也没底。"胡德回忆说。当演示成功时，胡德通过耳机听到制片室里响起一阵欢呼声。另外在某个时间点，必须有人扮成大猩猩的样子穿过舞台

214

布景，而且希望观众不会注意到。"做过原始演示的心理学家丹·西蒙斯（Dan Simons）告诉我：'这可没办法临场发挥，你也不能指望临场发挥。'我说：'好吧，我们来试一试。'结果非常顺利，我心里的大石头终于落地。很了不起！这是压轴演示——凝聚了无数心血。"

第十章

交流：解码人类思维

苏菲·斯科特

Sophie Scott

2017

语言能力是定义人类的标准之一，但它可能并不像我们想象的那么特别。斯科特透露，语言可能是作为一种偶然的副产品进化而来的，并向我们展示了许多其他重要的交流方式，这些交流方式往往不需要发出任何声音。我们还展望了未来，思考未来我们是否能够与其他物种沟通：与机器进行有意义的对话，甚至与外太空的其他生物交流。

当斯科特开始第一场讲座时，演讲大厅内便回荡着朗朗笑声。这笑声不是观众发出的（尽管在诙谐幽默的斯科特带领下，这个系列讲座的过程中的确是笑声阵阵），而是与正在宇宙中遨游的一段录音非常相似。斯科特拿着一张金色的留声机唱片，讲述了一张与之相似，名为"地球之声"的光盘是如何被美国国家航空航天局的"旅行者"号航天器送入太空的，"旅行者"号是距离地球最远的人造物体。她说，其中入选的一个声音就是笑声，所以笑声可能是外星人听到的第一个人类声音。

在我们能够向外星人发送的所有信息中，笑声可能看起来是一个奇怪的选择。但斯科特认为："笑声是人类最重要的声音交流之一。"为了证明笑声的强大，她给观众播放了一段她最喜欢的一个研究参与者的视频，这个人叫道格·柯林斯（Doug Collins），人们经常说他的笑声是世界上最具感染力的笑声。他笑起来有点像驴叫，惹得观众们也忍不住哄堂大笑。

其他动物也会笑。斯科特将她的第一位嘉宾穆德迎上讲台，这是一只棕白相间的老鼠。要让老鼠笑，你只需要给它挠痒痒。我们发现，给老鼠挠痒痒的最佳位置和给人挠痒痒的地方一样——腋窝。斯科特说："老鼠会唧唧地高声大叫，这是一种笑声，因为它们发出这种声音的情况，与人类发笑时是一样的。"

斯科特指出，六千五百万年前，我们与老鼠拥有一个共同的祖先，笑声之所以能一直存在，可能是因为它是哺乳动物的一种重要的交流声音，它甚至可能是我们最早发出的声音之一。但是，如果我们听不到笑声，也不能对笑声进行解码，那么这种用以交流的声音就毫无意义了。

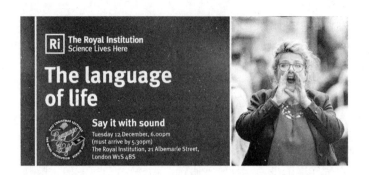

斯科特讲座的门票

当一个声音产生时，比如有人拍手，空气中的分子会产生声波，然后像云一样辐射出去。

因为大脑需要电子形式的信息，所以耳朵的工作就是把空气中的这些振动变成大脑可以解码的电子信号。斯科特说："整个耳朵就像一台机器，它会将空气中的振动转化为大脑可以接收的声音。"首先，耳朵的外部，即耳郭，将振动的空气分子向里输送到隐藏在头部内的耳部。这个内耳的模型显示了振动的空气分子是如何撞击并推动鼓膜的，以及鼓膜跳动所产生的运动是如何将振动传递给身体中最微小的三块骨头的。这些听小骨将运动传递到耳蜗，这是一个充满液体的管子，会随着振动而活动。最后，耳蜗中的微小毛细胞上下摆动，形成电信号，发送到大脑。

人类尤其擅长对发声进行快速调整，这是人类能够说话的关键因素，斯科特接下来探讨的就是这个问题。为了证明我们多才多艺的发声能力，我们邀请了一位特别嘉宾，世界上最了不起的 B-Boxer 之一瑞普斯（Reeps），他为年轻观众带来了一段精彩万分的表演。在屏幕上还播放了视频，视频中瑞普斯在核磁共振仪的监测下表演 B-Box。核磁共振仪是一种医疗扫描仪，可以显示人体内部情况的详细影像。在影像中，瑞普斯的头部和颈部的横截面显示了他在表演时声道的变化幅度。当他成功地同时发出两种声音时，观众席上的青少年佩服得五体投地。斯科特开玩笑说道："这在技术上是不可能完成的。显然，没人告诉过你们。"

除了 B-Boxer 之外，还有歌剧演员等其他声乐表演家，他们可以发出一系列雄浑的声音，与这些令人叹为观止的声乐特技相比，人类的语言是相当简单的。斯科特说，我们交谈时，实际上并不费什么力气。因此，在把声音应用于语言之前，我们就可能已经进化出了非凡的发声能力。我们的祖先有可能用他们复杂的发声技巧来讨好配偶或保卫领土，而非凡的说话能力是后来偶然间进化而来的。"一旦我们进化出人类声音这种无与伦比的乐器，也许言语就是随之自然产生的一种副产品了。当然，正是这种副产品，通过语言的天赋，创造了我们生活的世界。"

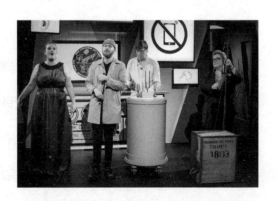

歌剧演员和 B-Boxer 展示自己的声乐技巧

然而, 并不是所有交流都是通过声音进行的, 分享信息最简单的方式之一是使用气味。气味由化学分子组成, 是散发在空气中的身体或物体的一部分。斯科特解释说: "从细菌到蓝鲸, 一切都是由化学物质构成的, 所以发送信息最简单的方法便是留下一些化学物质。"

为了证明许多动物都生活在气味的世界里, 两名大胆的志愿者走到台上, 让蛇从他们身上爬过。我们看到蛇的舌头是如何不断地从周围的空气中采样和品尝的。动物用来相互交流的气味被称为信息素, 像许多其他动物一样, 蛇依靠上颚的犁鼻器去感知。它们将舌头伸进这个器官, 使采集到的信息素与神经接触, 然后将信号直接发送到大脑。

人类不能像蛇那样捕捉信息素。为了证明这一点, 斯科特向我们展示了三个不同灵长类动物的头骨——狐猴、猿类的祖先和现代人类。这些头骨的面部依次变得扁平,鼻子也变小了，这意味着用以探测气味的空间更小了。但还有一个重要原因：尽管我们的大脑比其他哺乳动物以及早期与人类有亲缘关系的动物大，但嗅觉区域相对来说要小得多。斯科特说："人类从一开始就不重视嗅觉。"另一方面，她说："人类处理视觉和声音的区域比许多其他哺乳动物大得多，可能是因为视觉和听觉更有利于人类的交流。"

苏菲·斯科特（1966~）

斯科特出生于兰开夏郡布莱克本，在伦敦中心理工学院（现称威斯敏斯特大学）学习生命科学，后在伦敦大学学院获得认知神经科学的博士学位。在剑桥大学工作一段时间后，斯科特于1998年回到伦敦大学学院，工作至今。在担任伦敦大学学院认知神经科学研究所副所长和言语沟通学术小组带头人期间，斯科特的研究涉及声音、言语和笑声的神经科学。她是英国心理学会、神经科学学会、认知神经科学学会和实验心理学学会的成员。2012 年当选为英国医学科学院院士，并于 2016 年当选为英国科学院院士。斯科特还因各种公开表演而受到认可，包括她的单人脱口秀。

使用气味交流的最大问题是，气味只能以与周围空气相同的速度移动。为了发送更复杂的信息，你需要一个速度更快的系统，而速度正是视觉启动的有利条件。

为了证明人类善于捕捉无声的视觉交流信号，斯科特转向了她的专业研究领域之一：情感。她说："我们的身体泄露了内心情感的大量信息，但是我们的脸表现力更强。"

在一个大屏幕上，我们看到了一段单调乏味的视频，配着乘电梯时会响起的音乐，展示了伦敦的高楼大厦。斯科特要求观众数数他们能在视频中发现多少只鸟。就在大家专注地看视频时，镜头中间突然跳出一张阴森恐怖的脸，吓得观众纷纷从座椅上跳起来。斯科特承认："我得告诉你们，这不过是一场骗局，视频里根本没有鸟。"其实她想证明的是，对于恐怖画面，我们的反应惊人的一致。

恐惧只是众多情感中的一种，这些情感在人类群体中似乎是普遍存在的。斯科特说，无论你走到哪里，它们都是一样的，几乎就像一张人类情感的地图，无论来自何种文化背景或者讲何种语言，我们都可以体验和识别。纵观所有人类文化，你都能找到它们，这就表明情感来自我们进化历史的更早期。

早在 1872 年，查尔斯·达尔文（Charles Darwin）本人就在其《人和动物的情感表达》（*The Expression of the Emotions in Man and Animals*）一书中普及了这一观点。他

在书中提到，也许情感对于人类和动物具有相同的功能，这可能就是为什么情感在进化过程中举足轻重。斯科特补充说，情感共通的另一个原因可能是我们的情感必须毫无歧义，明确清晰。"如果我被吓到了，你也应该被吓到。"

但是，即使其中一些感情是共通的，也并非每个人都能轻易地解读。斯科特说，患有自闭症谱系障碍 ① 的人在理解他人的情感以及传递自己的情感上都是存在困难的。

下一位嘉宾或许能为这类人提供帮助。斯科特向大家介绍了一个人形机器人芝诺（Zeno），它是用来帮助患有自闭症谱系障碍的儿童学习并区分面部表情的，这也许可以帮助他们进行日常交流。

来自观众席的志愿者艾迪向这个机器人发出挑战，要求它识别一系列不同的面部表情，我们看到芝诺用一个摄

① 一种广泛性发展障碍，现多出现在儿童身上，其病征包括异常的语言能力、异常的交往能力、狭窄的兴趣以及固执的行为模式。

像头追踪艾迪脸上 40 个特定的点，然后利用机器学习解读这些表情的意义。

斯科特说："所以，即便一言不发，你也能读懂各种意图和情感。"但是所有这些交流都依赖于我们的感官来接收信息。当斯科特的第二场讲座接近尾声时，她提出了一个引人深思的问题：如果我们可以直接进行从大脑到大脑的无声交流，会发生什么呢？

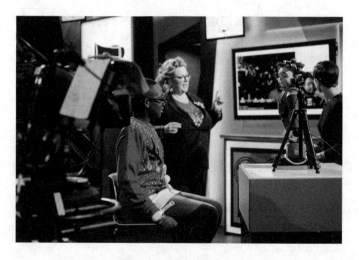

艾迪在检测芝诺的能力

事实证明，如果某外星物种掌握了这一技能，他们可能已经在解码人类的思想了。除了笑声之外，在斯科特这次讲座前 40 年发射的"旅行者"号太空探测器中，还包含一段听起来很模糊的录音。斯科特说："这是一段鲜为人知的录音，它是由人脑的电子信号转换而来的声波。"斯科特认为，外星物种也许能够解码其中的部分声波。

一些科学家已经开始着手去做了。来自雷丁大学的阿尼斯·祖利亚斯（Ioannis Zoulias）博士走上舞台，而在皇家学会的另一边，摄影机正在拍摄一位名叫汉娜的年轻志愿者，她头上戴的脑电图扫描仪耳机正在读取她的脑电波。她的母亲拉希玛正与斯科特一同站在舞台上，汉娜要挑战的就是从自己的大脑直接向母亲发送信息。

汉娜要发送的信息很简单：汉娜面前的屏幕上有两个彩色的方块，而舞台上的拉希玛双眼被蒙住，双手分别悬停在两个不同颜色的蜂鸣器上。当汉娜看着其中一个时，拉希玛手臂上的电极将接收信息，告诉她该按哪一个。斯科特说："计算机将解读汉娜的脑电波并刺激拉希玛的右臂或左臂。"观众们都默默地注视着演讲大厅的大屏幕，当汉娜看着红色方块时，信号从汉娜的大脑传到她母亲的手臂上。最终，在热烈的掌声中，拉希玛按下了她面前的红色按钮。尽管这个演示令人印象深刻，但对于大脑解码来说，这还只是初始阶段。斯科特说："我们还远没有达到通过电子信号交流复杂思想的程度，但每一门科学都必须从某个地方起步。"

在她的最后一讲中，斯科特进一步扩大了沟通交流的边界，探索了是否只有我们人类具备通过语言与他人分享思想的能力，或者我们是否有一天能够与其他物种交谈。

为了解答这个问题，斯科特将人类的大脑与金丝雀的大脑进行了对比。金丝雀和其他鸣禽也用有节奏、音调和速率的复杂声音进行交流，这很像人类的语言。最厉害的鸟能学会一千多种不同的鸣啭声。但与我们人类不同的是，鸣禽不能把它们的鸣啭声分解并重排，以创造新的含义，所以它们的发声不太可能包含像人类语言那样复杂的意义。

然而，有些鸟更胜一筹。斯科特的下一位嘉宾是一只绿色的亚马孙鹦鹉，名叫赫利。它知道大约 10 个人类词汇以及其他声音，当它模仿炸弹落下然后爆炸的声音时，观众们对它赞叹不已。这种能力关键在于，有某些特殊的大脑区域专门负责我们的学习方式并产生我们用嗓音发出的声响。而事实证明，鸟类和人类有许多共同点。

斯科特邀请她的同事里奇·汉纳（Ricci Hannah）博士在喜剧演员罗宾·因斯的陪同下对这些大脑区域进行更多的说明。汉纳博士在布置设备时，斯科特向因斯保证，即将发生的事情只是一种"暂时状态"。因斯开玩笑说："我以为你要证明我的智力还不如一只鹦鹉呢。"

斯科特解释说，我们将使用磁场在因斯的大脑中传递电流，改变他的大脑活动，而不需要做任何侵入性操作。

这是一种叫作经颅磁刺激的技术，通过这种方式，能够非

常有效地使特定的大脑区域暂时关闭。

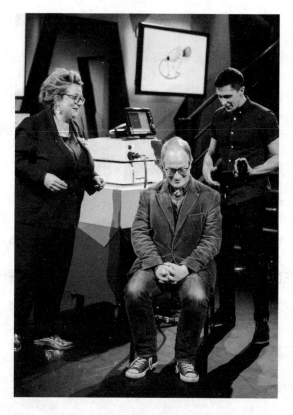

罗宾·因斯准备接受大脑电流

汉纳说："我们可以用它来探测大脑的不同部分，是如何在行为的不同方面发挥作用的——在这个案例中，探测的就是语言功能。"

汉纳将磁铁靠近因斯的头部，要求这位喜剧演员背诵一年中的 12 个月份。但是当汉纳打开电流时，因斯只背到了"四月"，说的话就成了一通叽里咕噜的胡言乱语。观众觉得很滑稽，但因斯却被吓坏了。他终于回过神来，惊叹道："太诡异了！"

汉纳所针对的大脑区域是大脑左侧的额下回，这个部分对于计划或控制语言很重要。当他对大脑的另一个部分进行电击时，因斯又能够正常说话了，这表明我们已经精确地了解了语言源自大脑中的哪个区域。

随着对该领域的了解不断增加，斯科特思考着一个问题：我们是否能够与其他物种，甚至与机器人沟通。一些计算机似乎很"善解人意"，许多人用语音控制我们的手机，或者在家里安装声控辅助设备。斯科特攻读的就是这一领域的博士学位，她认为语音处理领域的发展速度惊人，又很容易被低估。

即便如此，要让计算机真正理解我们的语音，仍然是一个巨大的挑战。首先是任何一个学习新语言的人都熟悉的问题——语言刚开始听起来就像连续的噪音流，分辨不出一个词的结尾和另一个词的开头，机器人又如何能将我们发出的声音流转换为有意义的词语呢？斯科特开玩笑说，这个语音识别的问题在科学界被称为"难到荒唐的问题"。

即使计算机像我们的手机和个人辅助设备一样，的确学会了理解单个单词，但是我们沟通的关键因素不在于说话的内容，而在于说话的方式。斯科特向观众展示了一个大脑模型，她解释说，大脑左侧的兴趣点在于解码语言和如何控制自己的声音，右侧则对正在发生的其他事情更感兴趣，例如，我们在和谁说话？他们是否有情绪？他们在讲精彩的笑话吗？

因此，要真正与机器进行有意义的对话，我们需要构建这样的右侧大脑，尤其是考虑到右脑负责处理说话的语调，而语调增加了情感意味并增强了特定含义，在大脑中的处理方式迥异于文字。斯科特说："通常情况下，语调的重要性不亚于某人说话的实际含义。"

见证者

弗兰·斯科特（Fran Scott，与演讲人并无亲属关系）是英国皇家学会的科学内容制作人，也是一位科学电视节目主持人。苏菲·斯科特的系列讲座是她参与的第一个项目。"我已经习惯了在巨大的摄影棚里拍摄，周围摆着各种设施，应有尽有。但我清楚地知道，这次我们拍摄的地方是一个有 200 年历史的剧场大厅，门也是正

常大小。2017 年，斯科特要用到一个巴顿钟摆（用于展示共振现象），不管从哪个角度来看，那个道具都比它要进来的门大。它比门更宽，更高，我在想，我们要怎么办呢？最后我们把它倾斜，斜移着从门的对角穿了过去。我们还有一个背板，最后不得不把它掉了个个，从门里进去，到了剧场大厅再把它竖起来。我记得制片人说：'你们能不能快一点？'我们说：'不行，快不了！'"

　　一些电脑正在开始迎接挑战。斯科特说："在最后一次演示中，我们将会看到一些不可思议的东西——一台能够从人的声音中读出情感的电脑。"斯科特一边说一边走向走廊，去会见一台叫作奥利（Olly）的电脑。

　　斯科特用悲伤的声音问道："嘿，奥利，今天伦敦天气怎么样？"电脑屏幕上立刻跳出一个哭脸的图标，表明它不仅能理解语言，而且能理解背后的情感。斯科特说："它可能会成为你的数字助理，不仅能理解你在说什么，还能真正体会你的感受如何。"

在一系列讲座即将结束的时候，斯科特的话题回到了"旅行者"号探测器，把她的小观众带回了 40 年前她决定成为科学家的那一刻。她说："正是卡尔·萨根（Carl Sagan）在 1977 年圣诞讲座中描述他在太空探测器上工作的画面，指引着我前进，直到今天站在这里。"这些探测器现在离地球几十亿英里远，携带着包含 55 种人类语言中问候语的金色唱片。斯科特留给我们的最大问题是，是否存在另一种生命形式，可以破解我们的密码。"如果他们有着和我们一样的大脑，也许有一天我们可以进行对话。"她说。要实现这一点，有一件事是肯定的，"他们得有一个神奇大脑，至少和你们的大脑一样神奇。希望你们已经意识到了这一点。"

239

后　记

我们对大脑的理解依然存在一些悖论。今天，我们很容易认为我们所掌握的众多技术是理所当然的，这些技术可以深入大脑，使我们能够了解大脑的生命活动。多亏了这些技术进步和其他领域的发展，我们比以往任何时候都更清楚地了解这个无限复杂的器官是如何工作的。然而，还有那么多谜团依然存在，尤其是在出现问题后如何应对，许多心理健康问题的诱因，以及帕金森综合征、阿尔茨海默病等脑部疾病，仍然是人类的知识盲区。

如果以上内容听起来令人沮丧，那么我们可以从这本书所载录的 1926 年第一次演讲到 2017 年最近一次演讲中，看到我们所取得的进步，借此寻求一些安慰。早年间，科学家们仍在研究神经系统的基本机制，比如大脑如何发送电子信号来控制肌肉。

随着我们理解的加深，一些常见的研究主题出现了。感知颇受关注，因为它们是人类通往世界的窗口；视觉也举足轻重，它涉及大脑如何处理人类所看到的可见光，并转化为丰富多彩的世界。这些研究的早期成果表明，眼见不一定为实。书中多个讲座都体现了这一主题，而这一主题又会牵涉出一些更为深刻的根本性问题。现如今，我们仍在苦苦求索答案，身体到底受控于谁？现实世界的本质又为何物？另一个反复出现的观点是，大脑不仅仅是其各部分简单相加的总和，它能以某种方式，处理一系列电子信号和生化反应，从而产生对自身的感知。无人能保证我们一定会找到答案——这可能超出了人类思维的能力，以

后 记

致无法完全理解我们自身。

但通过这一系列引人入胜的讲座，有一点可以肯定，那就是这一思维旅行远未结束。神经科学的时代已然来临。可以说，理解大脑是这一代科学家最为激动的奋斗目标。这一课题仍有丰富的内涵等待挖掘。毫无疑问，在下一次以大脑为主题的圣诞系列讲座开始时，还会有一群少年将为这一领域的巨大飞跃而大受震撼。幸运的话，我们也将距解决心理健康等迫切问题更近一步。谁知道呢，也许破解这些问题的科学家，就坐在观众席上。

作者手记

　　我并非看着圣诞讲座长大的，与圣诞讲座结缘是源于学生时代的一次工作经历（我在其中扮演一根胡萝卜）。后来，我以制作团队成员的身份继续参与这项工作。工作第一天，我就感受到这些讲座多么宝贵，每年有多少人被他们激发出对科学的兴趣；能够加入这一团队，我不胜感激。

　　我要感谢皇家学会每一个参与编写这本书的人，尤其是夏洛特·纽（Charlotte New）、莉娜·赫特格伦（Liina Hultgren）和多姆·麦克唐纳（Dom McDonald）。非常感谢迈克尔澳玛拉图书公司的乔·斯坦萨尔（Jo Stansall），在我准备生孩子却还愚蠢到想要完成这本书的时候，感谢她给予了我耐心和理解，感谢她不厌其烦地听我介绍这本书。特别感谢布鲁斯·胡德、科林·布莱克莫尔、凯文·沃里克和弗兰·斯科特，感谢他们与我分享讲座经历。感谢阿洛克一直以来的支持和信任，感谢艾米丽在整个过程中的陪伴；感谢雷米无尽的好奇心，每一天，这个正在成长的小脑瓜都能让我感受到生命的奇迹。

第一章

阿奇博尔德·维维安·希尔的讲座为其专著《生命机器》奠定了基础，该书于 1927 年由乔治·贝尔父子有限公司（G. Bell & Sons Ltd.）出版。本章中的部分内容直接引用自此书，另有部分摘自当时讲座的报纸报道和圣诞讲座系列的官方节目。

第二章

1949 年，汉密尔顿·哈特里奇的书《人体如何感知色彩》（*Colours and How We See Them*）由乔治·贝尔父子有限公司出版，其内容与讲座一脉相承。直接引用来自此书和皇家学会。

第三章

本章的直接引用来自弗雷德里克·巴特莱特的著作《工作和娱乐中的思维》（*The Mind at Work and Play*），该书由乔治·艾伦与昂温出版有限公司（George Allen and Unwin Ltd.）于 1951 年出版，更深入地探讨了讲座内容。也有部分引用来自皇家学会关于讲座的宣传册和各类报纸报道。

第四章

格里高利的讲座通过电视转播，没有录音，也没有关于讲座内容的文字记录。这一章是由圣诞讲座系列讲座节目以及格里高利的两本著作合并而成的，他的两本著作包含了讲座中的内容：《智慧的眼睛》（*The Intelligent Eye*）出版于 1970 年，《眼睛与大脑》（*Eye and Brain*）出版于 1966 年［均由魏登菲尔德和尼科尔森出版社（Weidenfeld & Nicolson）出版］。直接引用部分均取自这两本专著。如想获取更多参考信息，请查阅发表在《自然》（*Nature*）和《英国皇家学会研究员传记回忆录》（*Biographical Memoirs of Fellows of the Royal Society*）上的文章。

第五至第十章

海因茨·沃尔夫、科林·布莱克莫尔、苏珊·格林菲尔德、凯文·沃里克、布鲁斯·胡德和索菲·斯科特的直接引用均来自讲座的视频录像。

图片致谢

第 07 页简介：爱丽丝·罗伯茨（Alice Roberts）教授和奥夫·麦克莱萨（Aoife McLysaght）教授于 2018 年举办讲座的照片；保罗·威尔金森（Paul Wilkinson）摄。

第 006 页：讲座通知（封面）；英国皇家学会收藏（编号：RI MS AD 06/A/03/A/1926）。

第 009 页：希尔同波莉、大卫做电击实验的照片；原照片出自 1927 年 1 月 8 日再版的《伦敦新闻画报》（*Illustrated London News*），玛丽·埃文斯（Mary Evans）图片库。

第 013 页：弦线检流器图片，来自阿奇博尔德·维维安·希尔所著《生命机器》中的彩色插图，该书由伦敦乔治·贝尔父子有限公司于 1946 年出版。

第 014 页：《生命机器》一书中的弦线检流器插图（同上）。

第 027 页：玻璃棱镜实验图，源自汉密尔顿·哈特里奇所著的《人体如何感知色彩？》；该书由伦敦乔治·贝尔父子有限公司于 1949 年出版。

第 028 页：红外相机所拍摄的讲座照片，出自《人体如何感知色彩？》（同上）。

第 030 页：《伦敦新闻画报》刊载的汉密尔顿讲座的照片；由《伦敦新闻画报》于 1947 年 1 月 1 日首次刊载，玛丽·埃文斯图片库。

第 033 页：讲座通知（封面）；英国皇家学会收藏（编号：RI MS AD 06/A/03/A/1946）。

第 048 页：讲座通知（封面）；英国皇家学会收藏（编号：RI MS AD 06/A/03/A/1948）。

第 051 页：巴特莱特和观众的照片，盖蒂图像（Getty Images）、哈顿档案（Hutton Archive）、吉斯通（Keystone）提供。

第 053 页：选自弗雷德里克·巴特莱特爵士的《工作和娱乐中的思维》，由伦敦乔治·艾伦与昂温有限公司于1951 年出版。

第 056 页：卡通漫画家威廉·伊利·希尔（W. E. Hill）的错觉人物像《我的妻子与岳母》（*My Wife and My Motherin-Law*）；图片源自维基共享资源：1915 年 11 月 6 日的《顽童杂志》（Puck）。

第 064 页：骏马和骑手图片源自《工作和娱乐中的思维》（同上）。

第 071 页：格里高利和眼球模型；WDG·考克斯

（WDG Cox）摄。

第 080 页：格里高利展示三角错觉；WDG·考克斯摄。

第 081 页：格里高利和观众；WDG·考克斯摄。

第 082 页：卡尼莎三角；图片来自维基共享资源。

第 083 页：正在演讲的格里高利；WDG·考克斯摄。

第 086 页：讲座通知（封面）；英国皇家学会收藏（编号：RI MS AD 06/A/03/A/1967）。

第 087 页：格里高利致信皇家学会理事乔治·波特，英国皇家学会收藏（编号：NCUAS/C/1068），理查德·格里高利家族提供。

第 094 页：讲座通知（封面）；英国皇家学会收藏（编号：RI MS AD 06/A/03/A/1975）。

第 100 页：出自第三场讲座；盖蒂图像、英国广播公司动态画廊（BBC Motion Gallery）提供。

第 106 页：出自第六场讲座；盖蒂图像、英国广播公司动态画廊提供。

第 108 页：同样出自第六场讲座；盖蒂图像、英国广播公司动态画廊提供。

第 110 页：沃尔夫为讲座拟定的可选题目；英国皇家学会收藏（编号：NCUAS/C/1092），海因茨·沃尔夫家族提供。

第 113 页：沃尔夫致信电视节目制作人卡尔·萨巴格；英国皇家学会收藏（编号：NCUAS/C/1092），海因茨·沃尔夫家族提供。

第 119 页：讲座通知（封面）；英国皇家学会收藏（编号：RI MS AD06/A/03/A/1982）。

第 127 页：出自第四场讲座；盖蒂图像、英国广播公司动态画廊提供。

第 129 页：出自第六场讲座；盖蒂图像、英国广播公司动态画廊提供。

第 133 页：同样出自第六场讲座；盖蒂图像、英国广播公司动态画廊提供。

第 137 页：布莱克莫尔致信电视制作人；英国皇家学会收藏（编号：NCUAS/C1140），科林·布莱克莫尔爵士提供。

第 142 页：讲座通知（封面）；英国皇家学会收藏（RI MS AD 06/A/03/A/1994）。

第 146 页：格林菲尔德与活蟒，皇家学会收藏，摄影师不详。

第 147 页：格林菲尔德与猫头鹰，皇家学会收藏，摄影师不详。

第 152 页：出自第四场讲座；盖蒂图像、英国广播公司动态画廊提供。

第 161 页：彼得·戴致信圣詹姆斯宫；英国皇家学会

收藏（编号：RI MS AD 06/A/03/C/1994）。

第 163 页：格林菲尔德致信彼得·戴；英国皇家学会收藏（编号：RI MS AD 06/A/03/C/1994），苏珊·格林菲尔德男爵夫人提供。

第 169 页：出自第二场讲座；第四频道。

第 171 页：出自第二场讲座；第四频道。

第 174 页："好运"机器人；贾里德·C.本尼迪克特（Jared C. Benedict）于 2015 年 10 月 16 日拍摄，照片编号：CC-BY-SA-2.5，维基共享资源提供。

第 178 页：出自第四场讲座；第四频道。

第 181、182 页：举办讲座时用到的卡片；英国皇家学会收藏（编号：RI MS AD 06/A/03/C/2000）。

第 191 页：格林菲尔德致信沃维克；英国皇家学会收藏（编号：RI MS AD06/A/03/C/2000）。

第 197 页：讲座门票；英国皇家学会收藏（编号：RI

MS AD 06/A/03/C/2011）。

第 201 页：讲座照片；保罗·威尔金森摄。

第 202 页：艾姆斯房间；英国皇家学会收藏（编号：
RI MS AD 06/A/03/C/2011）。

第 203 页：讲座照片；保罗·威尔金森摄。

第 207 页：讲座照片；保罗·威尔金森摄。

第 222 页：讲座门票；英国皇家学会收藏（编号：RI
MS AD 06/03/C/2017）。

第 224 页：讲座照片；保罗·威尔金森摄。

第 230 页：讲座照片；保罗·威尔金森摄。

第 234 页：讲座照片；保罗·威尔金森摄。

北京市版权局著作合同登记号：图字 01-2021-4533

First published in Great Britain in 2019 by Michael O'Mara Books Limited
Copyright © Michael O'Mara Books Ltd 2019

The simplified Chinese translation rights arranged through Rightol Media
（本书中文简体版权经由锐拓传媒取得 Email:copyright@rightol.com）

图书在版编目（CIP）数据

10 次思维旅行 /（英）凯瑟琳·德·兰格著；李彦
译 . -- 北京：台海出版社 , 2021.12
书名原文：10 Voyages Through the Human Mind:
Christmas Lectures from the Royal Institution
ISBN 978-7-5168-3118-2

Ⅰ . ① 1… Ⅱ . ①凯… ②李… Ⅲ . ①脑科学 – 青少年
读物 Ⅳ . ① R338.2-49

中国版本图书馆 CIP 数据核字 (2021) 第 175997 号

10 次思维旅行

著　者：[英] 凯瑟琳·德·兰格　　　译　者：李　彦

出版人：蔡　旭　　　　　　　　　责任编辑：俞滟荣

出版发行：台海出版社
地　　址：北京市东城区景山东街 20 号　　邮政编码：100009
电　　话：010-64041652（发行，邮购）
传　　真：010-84045799（总编室）
网　　址：www.taimeng.org.cn/thcbs/default.htm
E - mail：thcbs@126.com

经　　销：全国各地新华书店
印　　刷：天津鑫旭阳印刷有限公司
本书如有破损、缺页、装订错误，请与本社联系调换

开　本：880 毫米 ×1230 毫米　　1/32
字　数：100 千字　　　　　　　　印　张：8.5
版　次：2021 年 12 月第 1 版　　　印　次：2021 年 12 月第 1 次印刷
书　号：ISBN 978-7-5168-3118-2

定　价：48.00 元